京都 御所南 は

医師・栄養士・菜食研

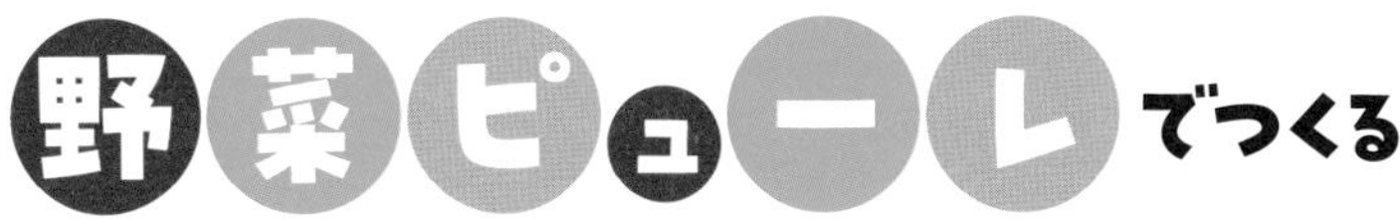

低塩・高栄養のおいしいレシピ

【編著】

原島 伸一

総合内科専門医・糖尿病専門医・認定臨床栄養医
御所南はらしまクリニック　内科・糖尿病内科
京都大学大学院医学研究科人間健康科学系専攻

原島 知恵

小児科専門医・小児神経専門医
御所南はらしまクリニック　小児科

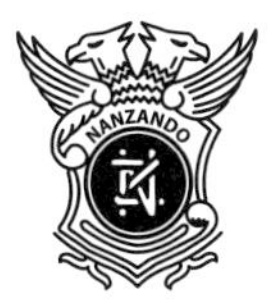

南山堂

執筆者一覧

❖ 編著

原島伸一（総合内科専門医・糖尿病専門医・認定臨床栄養医）

御所南はらしまクリニック　内科・糖尿病内科
京都大学大学院医学研究科人間健康科学系専攻
京都医療センター臨床研究企画運営部
市立長浜病院ヘルスケア研究センター研究部
香川大学医学部

原島知恵（小児科専門医・小児神経専門医）

御所南はらしまクリニック　小児科

❖ 栄養計算

水野菜穂子（管理栄養士）

京都大学医学部附属病院　疾患栄養治療部

大島綾子（管理栄養士）

京都大学医学部附属病院　疾患栄養治療部

大嶋佑紀（管理栄養士）

聖マリアンナ医科大学病院　栄養部

❖ レシピ協力

おおかもえ（菜食研究家）

熊谷菜夕子（菜食研究家）

熊谷日菜子（菜食研究家）

推 薦 の 序

京都の中央部に位置する御所のすぐ南に，原島ご夫妻のクリニック(内科・小児科)があります．そしてご主人の伸一先生とは，長く京都大学や東京の杏林大学で糖尿病などの生活習慣病の研究に従事していた頃から,ともに仕事のうえで切磋琢磨させていただきました.

日頃から栄養学的にも理にかなった食事を摂取することが，病気の予防や治療において非常に重要となります．日本糖尿病学会から発行される「食品交換表」の編集委員長でもあった私自身も，これまで根気よく適正な食事療法の理念とその実用化の普及に努力を重ねてきました．しかし実際には困ったことに，大きく的が外れた極端な食事に世間の眼が向かうことが多く，何かと苦慮する日々が続きました.

本書の特徴の一つは，常にアイデア溢れる原島ご夫妻の叡知により，予防医学的な見地とおいしさを兼ね備えた「ごちそう」を，とてもわかりやすく提案していただいているところにあります．医師・栄養士，そして菜食研究家の皆さんが工夫しながら考えた低塩分で高栄養，かつ野菜からの食物繊維とミネラルを豊富に含むレシピが，どれも赤・緑・黄の色彩も鮮やかに紹介されています.

そしてさらに特筆すべき特徴として，これらすべてのレシピに関する詳しい栄養計算が，専門の管理栄養士の方々の手によって精密になされており，本書は医学的な側面からの啓発書としても非常に価値のある存在となっています．すなわち毎日の食事のなかで野菜ピューレを活用して，豊富な食物繊維や控えめな塩分の摂取を普段からの食生活のなかに習慣としてうまく取り入れることが，そのまま自然に糖尿病などの生活習慣病の予防や治療へと結びつくことになります.

どうか,野菜をまるごと無駄なく用いることで地球環境にも優しく,栄養も彩りも豊かで色々なジャンルの料理に利用できる野菜ピューレを，日常の食生活のなかに広くご活用いただければと思います．例えばパスタやリゾットでは野菜ピューレをソースに用いて「ちょい足し」に，またラーメンに直接かけても美味しくいただけます．さらに離乳食や高齢者のお食事にも，野菜ピューレは適していると思われます.

国民全体の健康維持のため，皆さまに本書をお役立ていただければ，原島ご夫妻を古くから知る友人の一人として望外の喜びです.

2024年春

石田　均

市立長浜病院ヘルスケア研究センター センター長

京都大学大学院医学研究科 特任教授

はじめに

野菜レボリューション　～野菜ピューレで手軽に美味しく健康生活～

「京都御所南はらしま食堂」設立のきっかけは，子どもから大人まで，誰もが気軽に簡単にストレスなく，健康を大切にして暮らせるようになってほしいという思いからでした．

私たちは，毎日同じように生活していたとしても，健康診断の結果や受診時の血液検査の結果は必ずしも一定ではありません．よいときもあれば，悪いときもあります．さらに，数値が悪化した際に，自分で原因がわかるときもあれば，時には，どうして結果が悪かったのかわからずに悩むときもあります．

また，同じような年齢で同じような体型，同じようなリズムで生活を送っていても，健康状態は人それぞれ異なります．なぜ自分の方が健康診断の結果や血液検査の結果が悪いのか，不思議に思った経験はないでしょうか．そして，結局は自分の努力だけではどうしようもないのだと，健康を維持すること，健康を増進すること，病気を悪くしないこと，元気で長生きすることを諦めてしまってはないでしょうか．

- 体質だから仕方がない
- 親が同じ病気だったから仕方がない
- 不規則な生活だから仕方がない
- 食習慣が悪いから仕方がない
- 年齢だから仕方がない
- 忙しいから仕方がない
- ストレスがあるから仕方がない

しかし，健康維持の秘訣は，やはり食習慣のなかにあります．

たとえ病気になりやすい体質や家族歴があっても，野菜の摂取量や食物繊維の摂取量が多く，また，主食・主菜・副菜のバランスのよい食事ができている人々は，健康が維持できています．もちろん，健康づくりに栄養が豊富でバランスのよい食事が必要であるとは，誰もがわかっているでしょう．一方で，多くの人がよい食習慣をなかなか維持できないという課題を抱えています．

農林水産省によると，国民の78.9%が食育に関心をもち，75.9%が生活習慣病の予防や改善のために健全な食生活を心がけているとされています．しかし，実践している人の割合は40.6%でした．

厚生労働省「日本人の食事摂取基準」2020年版では，食塩相当量の成人1日あたりの目標値を男性では7.5g未満，女性では6.5g未満としているものの，実際には男性で約11g，女性でも約9gと過剰に摂取しています．また，野菜摂取量の目標値は350g以上としていますが，男性で約290g，女性で約270gと不足しており，若い世代や，働き盛りほど少なくなっています．

よりよい食生活を送るために，「主食・主菜・副菜」を３つ揃えて食べる回数を増やすことが理想的ですが，多くの人が「手間がかからないこと」を求めている現状では実現困難な課題といえます．

そこで，「京都御所南はらしま食堂」では，無塩で，食物繊維とミネラルが豊富，うま味も十分の見た目に美しい赤・緑・黄色の３色の野菜ピューレを開発しました．多種多様な野菜を圧力調理法でピューレにすることで，日ごろ不足しやすくとりづらい栄養素を余すことなく簡単にとれるようになりました．この野菜ピューレはそのまま食べても飲んでもおいしく，さらに，肉や魚，麺類など，さまざまな食材を加えることで，より栄養価の高い料理を手軽につくることができます．また，できあがった料理の塩分は低く，調理によりカロリーも低く抑えられますが，食べたときの満足度は高くなっています．まさに「野菜レボリューション」．豊富な野菜とバランスのとれた食事を比較的手軽にとれる革命的な提案です！

野菜ピューレは，乳幼児から高齢者まですべての世代の健康維持だけでなく，生活習慣病や肥満の改善を志している人まで幅広く取り入れていただけます．一人でも，家族や友人と一緒でもよく，離乳食として，嚥下食としてもよく，さまざまな状況に応じられるのも魅力です．

本書では，第１部で栄養の基礎と，食事と疾患の関係について学べるようやさしく解説したうえで，第２部で野菜ピューレの作り方と活用法を説明し，簡単に実践できるようにレシピも紹介しています．通常の料理本と異なる最大の魅力は，野菜ピューレのみならず野菜ピューレを活用したレシピもすべて，栄養計算を行っている点です．

さあ，できることから始めましょう！

健康は何よりも大切なこと．子どものころから正しい食事，美味しい食事を覚え，人生100年に向かって，無理なく毎日続けられる健康生活を，野菜ピューレを使って実践しましょう．

2024年4月

京都御所南はらしま食堂　店長 原島知恵　主宰 原島伸一

御所南はらしまクリニック　副院長 原島知恵　院長 原島伸一

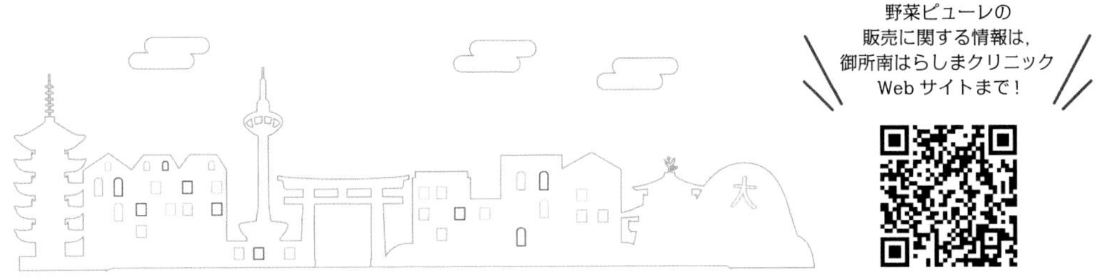

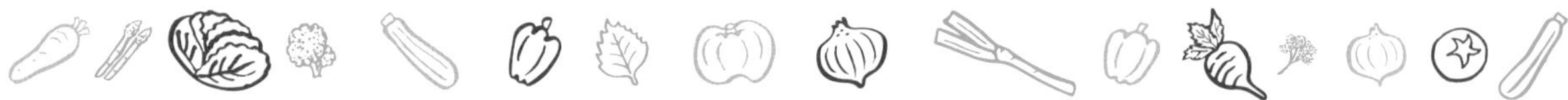

もくじ

part 1　栄養の基礎および食事と疾患の関係

part 2　はじめてみよう！ ベジレシピ

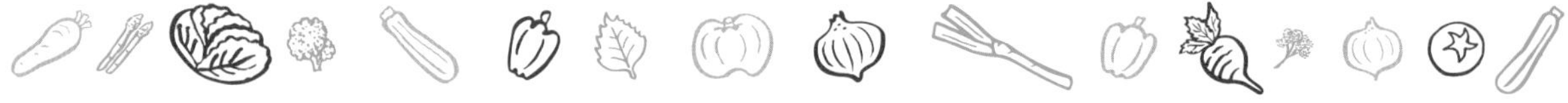

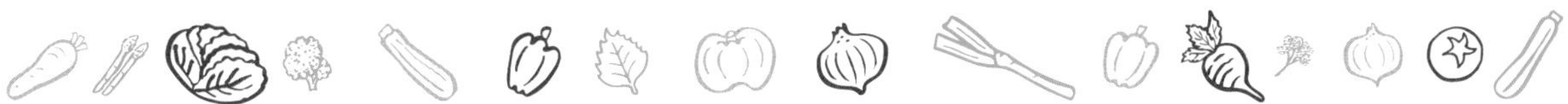

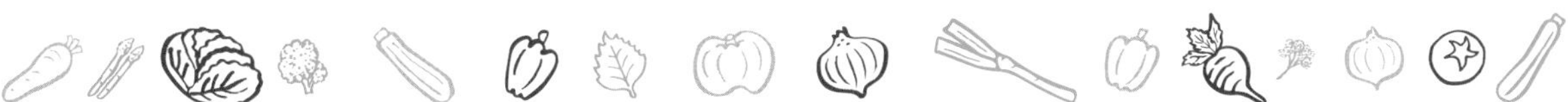

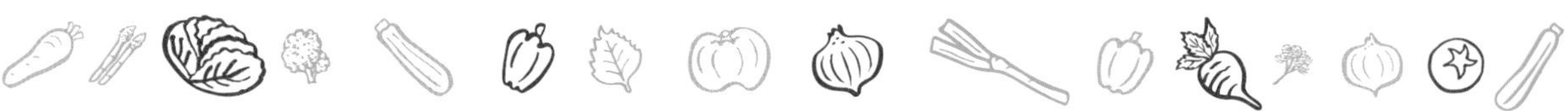

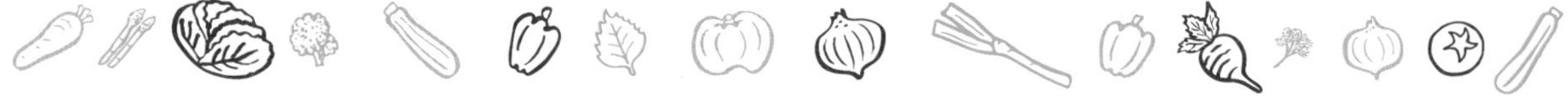

part1

栄養の基礎および食事と疾患の関係

1. 栄養の基礎

食事の基本

心と体を健康に保ち，日々の仕事や趣味を楽しく続けるためには，食事が何より大切です．「医食同源」と言われるように，病気を治療することも日々食事をとることも，私たちが健やかに生きていくうえで欠かせない行為であり元気の源です．**食事に関心をもち，よりよい食事を心がける**ことが，健康の出発点であり，病気の予防にもつながります．

食事の基本は，食事の回数を「朝食・昼食・夕食の3食」あるいは「朝食・夕食の2食」とし，毎食さまざまな食材をバランスよく，個人に適したエネルギー量で摂取することです．よりよい食生活を実践できれば，身体を動かすためのエネルギーと身体の組織を成長させたり修復したりするための構成要素（すなわち栄養素）を不足することなく取り込め，適切な免疫力を保ち，代謝をよくし，さまざまな病気の発症や悪化を防いだり，精神の健康を維持したりが可能になります．

1日に必要なエネルギーを摂取しましょう

「日本人の食事摂取基準」では，年齢および性別に加え，身体活動レベル（低い，ふつう，高い）を考慮して1日の推定エネルギー必要量が示されています（**表1**）[1]．身体活動レベルが「ふつう」とは，座り仕事が中心ですが，一部に立ち仕事，通勤，買い物，家事や軽いスポーツを行うような生活をする人があてはまります．

食事に含まれる栄養素について

「栄養」の摂取とは，体外から取り込んだ「栄養素」を材料として代謝することにより，生命を維持し，成長に必要な成分をつくるといった一連の流れを意味しています．私たちの身体は，皮膚，筋，骨，脂肪，心臓や肝臓などの組織や臓器により構成されており，すべて栄養素から成り立っています．栄養素は，①エネルギー源になる，②身体の組織をつくる，③身体の調子を整えるという3つのはたらきを担っています．

三大栄養素と五大栄養素

エネルギー源や身体の組織をつくるのにとくに重要な栄養素を「**三大栄養素**」とよび，たんぱく質，脂質，糖質がそれに該当します．たんぱく質・糖質は1g当たり4kcal，脂質は1g当たり9kcalの熱量（エネルギーの大きさを熱で表した量）をもちます．1日の総エネルギー摂取量のなかのたんぱく質：脂質：糖質の構成比（PFCバランス）は，15～20％：20～30％：

表1　年代別の日本人の推定エネルギー必要量〔kcal/日〕

年齢（月齢）	性別および身体活動レベル					
	男性			女性		
	低い	ふつう	高い	低い	ふつう	高い
0～5ヵ月	—	550	—	—	500	—
6～8ヵ月	—	650	—	—	600	—
9～11ヵ月	—	700	—	—	650	—
1～2歳	—	950	—	—	900	—
3～5歳	—	1,300	—	—	1,250	—
6～7歳	1,350	1,550	1,750	1,250	1,450	1,650
8～9歳	1,600	1,850	2,100	1,500	1,700	1,900
10～11歳	1,950	2,250	2,500	1,850	2,100	2,350
12～14歳	2,300	2,600	2,900	2,150	2,400	2,700
15～17歳	2,500	2,800	3,150	2,050	2,300	2,550
18～29歳	2,300	2,650	3,050	1,700	2,000	2,300
30～49歳	2,300	2,700	3,050	1,750	2,050	2,350
50～64歳	2,200	2,600	2,950	1,650	1,950	2,250
65～74歳	2,050	2,400	2,750	1,550	1,850	2,100
75歳以上	1,800	2,100	—	1,400	1,650	—

身体活動レベルはレベルⅠ（低い），レベルⅡ（ふつう），レベルⅢ（高い）の3段階に分類し，レベルⅠ（低い）は，生活の大部分が座位で静的な活動が中心の場合，レベルⅡ（ふつう）は座位中心の仕事だが，職場内での移動や立位での作業・接客など，あるいは通勤・買物・家事，軽いスポーツなどのいずれかを含む場合，レベルⅢ（高い）は移動や立位の多い仕事への従事者，あるいはスポーツなど余暇における活発な運動習慣をもっている場合を表す．なお，75歳以上の場合は，レベルⅡ（ふつう）は自立している者，レベルⅠ（低い）は自宅にいてほとんど外出しない者に相当する．レベルⅠは高齢者施設で自立に近い状態で過ごしている者にも適用できる．
（文献1をもとに作成）

40～60%がめやすとされています．また，三大栄養素にビタミンとミネラルを加えたものを「**五大栄養素**」とよびます．ビタミンとミネラルは身体の調子を整えるのに重要な栄養素で，一部のビタミンを除き体内でつくれないため，必ず食事からとる必要があります．

たんぱく質

たんぱく質は筋肉，臓器，皮膚，毛髪など身体の主な構成成分であり，内分泌ホルモン，消化酵素または抗体などをつくり，身体の機能を調整・維持するのに必要な栄養素です．体外から摂取したたんぱく質は，体内でアミノ酸に分解され，さまざまな細胞を構成する基本成分として，また，遺伝情報を保持するDNA（デオキシリボ核酸）を合成するための成分として利用されます．

必須アミノ酸

ヒトの体に存在するタンパク質を構成するアミノ酸は20種ありますが，それらのアミノ酸は体内で合成できるアミノ酸と，合成できない「**必須アミノ酸**」に分類されます（**図1**）．必須アミノ酸はすべて，食べ物から摂取する必要があります．

良質なたんぱく質およびその摂取

食品たんぱく質は，アミノ酸の構成により体内での利用率が変わります．卵類，肉類，豆類はたんぱく質の含有量および利用率が高く，良質なたんぱく質です．たんぱく質としての栄養的価値の指標として「**アミノ酸スコア**」があります．食品中の必須アミノ酸バランスを点数化し

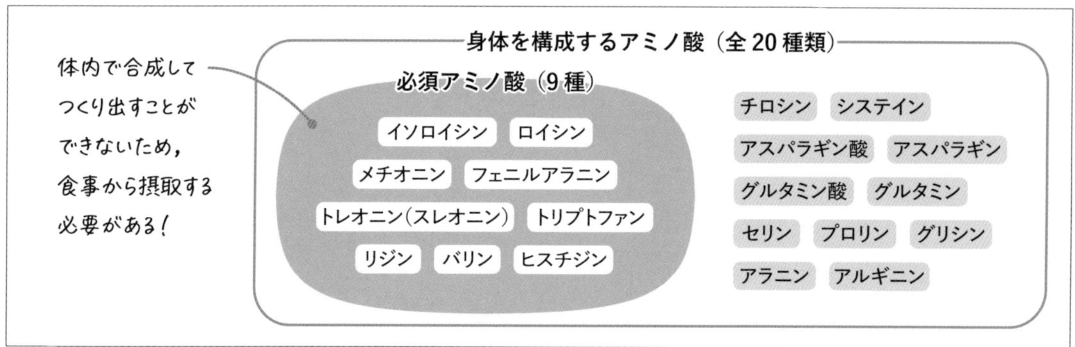

図1　私たちの身体を構成するアミノ酸

ており，これを参考にすればアミノ酸バランスのすぐれたたんぱく質を摂取できます．

たんぱく質が少なかったり多かったりすると？

たんぱく質は，身体をつくる構成要素としてだけでなく，酵素やホルモンなどとして身体の機能を調節する大切な役割を担っています．そのため，不足すると免疫機能が低下し抵抗力が落ち，さまざまな疾患にかかりやすくなります．さらに，体タンパク質の30%以上の喪失は命の危険に及びます．

また，たんぱく質が不足すると筋力低下をきたし，転倒リスクが高まり，握力が低下するほか，速歩ができなくなります．このような状態を「**サルコペニア**」といいます．65歳以上ではサルコペニアのリスクが高まるため，十分な量のたんぱく質摂取〔1.2～1.5 g/kg（すなわち体重1 kg当たり1.0～1.2 g)〕が必要です[2]．また，朝食でのたんぱく質摂取を増やすと，筋肉量の低下を防げます[3]．

一方，過剰なたんぱく質摂取，とくに過剰な動物性たんぱく質摂取は死亡リスクを高め[4]，長期にわたって1.2 g/kgを大きく超えてたんぱく質を摂取すると腎臓に悪影響があることも報告されています[5]．そのため，サプリメントとしての長期のプロテインなどの過剰摂取にも注意が必要です．

脂質

脂質は重要なエネルギー源です．また，細胞膜や核膜，内分泌ホルモンの構成成分であり，脂溶性ビタミン（ビタミンA，D，E，K）の吸収を促すなど，重要な役割があります．皮下脂肪として臓器を保護するはたらきや，寒さから身体を守るはたらきもあります．一方で，摂取過多になると，肥満の原因となり，糖尿病，高血圧，心筋梗塞など生活習慣病のリスクになります．

脂質の分類・特徴

食事として摂取される脂質のうち圧倒的に多く，生体でエネルギーとして利用されるのは，**トリアシルグリセロール**（**中性脂肪**）です．水と混じらないため，小腸で吸収されたのち，血液中では水溶性タンパク質と結合して身体の各部に運ばれます．

脂質は，化学構造の違いにより，単純脂質（中性脂肪，ロウ），複合脂質（リン脂質，糖脂質，リポタンパク質），誘導脂質（脂肪酸，コレステロールなどを含むステロイド）の3つに分類され，それらを構成している重要な要素が脂肪酸です（**図2**）．脂肪酸は炭素（C），水素（H），酸素（O）の3種類の元素で構成され，炭素が結合した一本鎖（炭化水素鎖）の末端にカルボキシ基（-COOH）が結合したものです．

炭化水素の長さや，二重結合の有無および

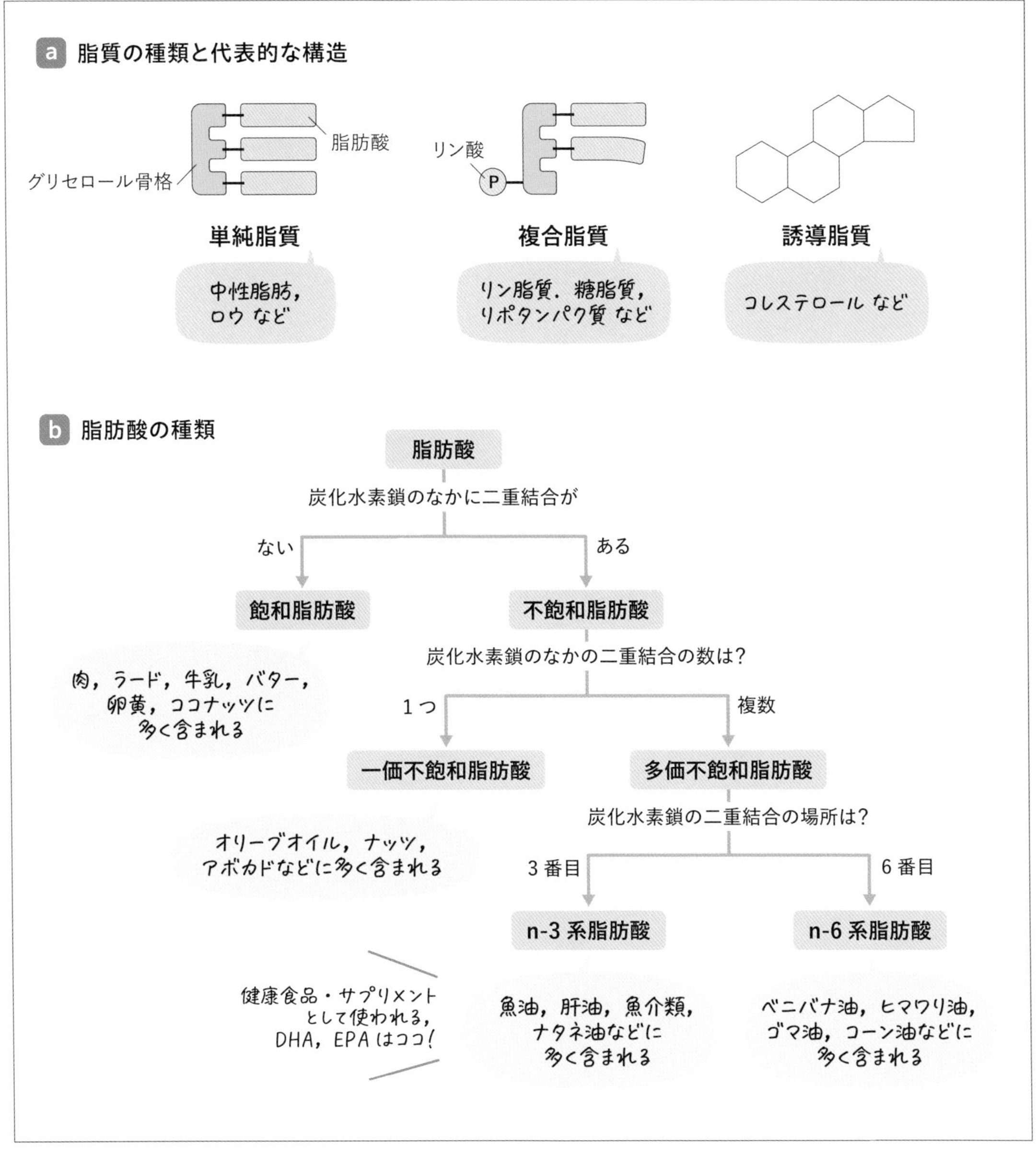

図2　脂質および脂肪酸の種類

位置の違いにより，多くの種類の脂肪酸が存在します．二重結合がないものを「**飽和脂肪酸**」，二重結合があるものを「**不飽和脂肪酸**」とよびます．不飽和脂肪酸のうち，二重結合が1つのものを一価不飽和脂肪酸，二重結合が2つ以上のものを多価不飽和脂肪酸といいます．多価不飽和脂肪酸のうち，鎖状に結合した1個目の炭素に二重結合があるものを**n-3脂肪酸**（ω3（オメガ）**脂肪酸**；α-リノレン酸，EPAなど），6個目の炭素に二重結合があるものを**n-6脂肪酸**（ω6**脂肪酸**；リノール酸，γ-リノレン酸など）と分類します．n-3系脂肪酸およびn-6系脂肪酸は体内で合成することができず食事から摂取する必要があるため，必須脂肪酸とよばれています．

飽和脂肪酸の一部を多価不飽和脂肪酸に置き換えるほか，n-3脂肪酸（ω3脂肪酸）を多く含むサバやイワシなど青魚をとることで心疾患のリスクが低下することが知られています．一方，トランス脂肪酸（詳しくは後述）の過剰摂取は，LDLコレステロールを増加させHDLコレステロールを減少させるため，動脈硬化や心疾患のリスクを高めることが報告されています．

トランス脂肪酸は，牛や羊などの反芻動物に天然に存在し，牛乳や乳製品にも含まれています．また，マーガリンやショートニング，それらを原料に使ったパンやケーキ，ドーナツに含まれています．とくに若年層のうち，トランス脂肪酸の総摂取量および工業的につくられたトランス脂肪酸の摂取量が高い人では，腹囲が大きい，血中の中性脂肪やヘモグロビンA1c（HbA1c）値が高い傾向ある[6]などと報告されており，過剰摂取には注意が必要です．

脂質が少なかったり多かったりすると？

脂質が不足すると，エネルギー不足で疲れやすくなり，身体の抵抗力が低下します．また，脂溶性ビタミンが吸収されにくくなるためビタミン欠乏のリスクもあります．女性ホルモンなど内分泌機能とも関連しており，とくに女性では脂肪酸量の減らし過ぎに注意が必要です．

糖質

炭水化物は，消化・吸収されてエネルギーを産生する**糖質**と，消化吸収されずエネルギーにならない**食物繊維**から構成されています．脳や身体を動かすための即効性の高いエネルギー源であり，生体内で最もよく使われるエネルギーです．

糖質の分類・特徴

糖質は，構成する糖の数により，単糖類，少糖類，多糖類に分類されます（**図3**）．このうち，単糖類と二糖類をとくに糖類と分類します．単糖類とは糖の数が1個のもの指し，ブドウ糖（グルコース），果糖（フルクトース），ガラクトースが代表的です．少数糖は，2個から十数個の糖が結合したものを指し，糖が2つ結合したものを二糖類とよび，3つ以上結合したものをオリゴ糖とよんでいます．二糖類にはショ糖（フルクトース；砂糖の主成分，ブドウ糖+果糖），乳糖（ラクトース；ブドウ糖+ガラクトース），麦芽糖（マルトース；ブドウ糖+ブドウ糖）があります．オリゴ糖には，砂糖を原料にしたラクトオリゴ糖や大豆オリゴ糖，代替甘味料となるトレハロースやパラチノースが含まれます．多糖類はグルコースなどの単糖類が多数結合したもので，でんぷんやグリコーゲンがあげられます．

最近では，糖質は，制限する時代から「よい糖質」「悪い糖質」を考える時代になりました．長期にわたる糖質制限は，老化の進行を進め寿命を短くするとの報告が相次ぎました．血糖値，すなわちブドウ糖の血中濃度は，現在では簡単に自分で測定できるため，血糖値ばかりが注目され，血中脂質や尿酸，塩，水の変化は横に置かれてしまい，その健康被害が見逃されてきたといえます．しかし，糖質もようやく「質」を考えるようになりました．血糖値の測定で検出されるブドウ糖は「よい糖質」であり，主に即効性のエネルギーとなり，DNA合成にも関与します．したがって，摂取制限は好ましくありません．一方，果糖および砂糖は，エネルギーを蓄えやすい糖質といえます．いまだ確立した摂取基準はないものの，多くとり過ぎることで糖尿病や肥満，認知症の原因となります．

世界保健機関（WHO）は，食品や飲料に添加される糖類（free sugars）の摂取量は1日総摂取エネルギー量の5%未満，平均的な成人で25g/日（ティースプーン約6杯）未満にすべきとしています．短絡的に糖質制限をするのではなく，果糖や砂糖の過剰摂取を防ぎ，食物繊維やビタミン，ミネラルが含まれた複合炭水化物（complex carbohydrate；玄米，穀類，豆類）

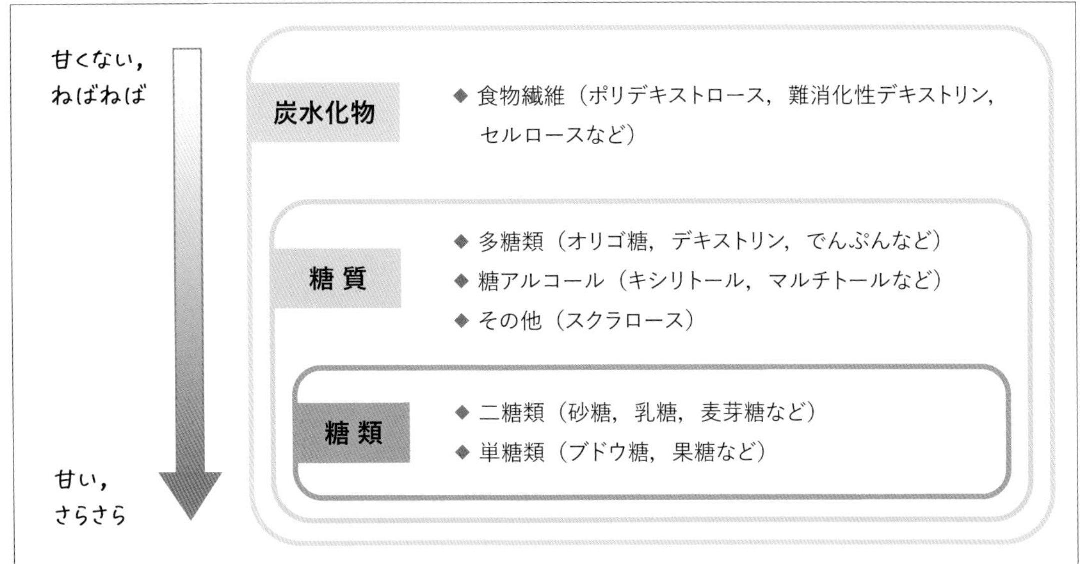

図3　糖類の分類

を適切に摂取すべきです．そうすることで，**グライセミック指数**（食品ごとに糖質の吸収されやすさ，および血糖値の上がりやすさを示す度合い）も低くなり，食後の血糖値の上昇も穏やかとなり，適切なエネルギー量と栄養素が得られます．

食物繊維

食物繊維は，炭水化物のうちヒトの消化酵素で消化することのできない物質のことで，水に溶けない不溶性食物繊維と水に溶ける水溶性食物繊維に大別されます．**不溶性食物繊維**には，セルロース，ヘミセルロース，キチン，キトサンなど，**水溶性食物繊維**には，ペクチン，グルコマンナン，アルギン酸，アガロース，アガロペクチン，カラギーナン，ポリデキストロースなどがあります．

1日の推奨摂取量は，おおむね男性で21g以上，女性で18g以上とされています．欧米では，1日あたり24g以上の摂取で，心筋梗塞，脳卒中，2型糖尿病，乳がん，胃がん，大腸がんなどの発症リスク低下が観察されるとの研究報告[7)]があります．

糖質が少なかったり多かったりすると？

私たちは，エネルギー源として肝臓や筋肉に半日分のグルコースをグリコーゲンのかたちで蓄えています．脳は，エネルギー源として主にグルコースを利用するため，グルコースが不足すると判断力が鈍り，注意力が散漫になります．グルコースをエネルギーに換えるためにはビタミンB_1が必要で，豚肉やレバーのようなビタミンB_1が豊富に含まれている食品とうまく組み合わせて食べることで代謝効率が高まります．

逆に，糖質の過剰摂取にも注意が必要です．1日の総摂取エネルギー中の炭水化物の摂取量は，世界的に40～70%となっていますが，70%を超えると死亡リスクや脳血管発症リスクが高まります[8)]．40%未満でも死亡リスクは高まりますが，50%前後で最も死亡リスクが低くなっています．

ビタミン

ビタミンは，三大栄養素からエネルギーを産生するときに利用されるほか，血管や粘膜，皮膚，骨などの健康を保ち，新陳代謝を促すはたらきをもつ有機化合物の総称です．ビタミンは溶解性の違いで，**水溶性ビタミン**（ビタミンB群，ビタミンC）と**脂溶性ビタミン**（ビタミンA，ビタミンD，ビタミンE，ビタミンK）に分類されます（**表2**）．

水溶性ビタミンは尿とともに排泄されやすいため，必要量を毎日とる必要があります．また，ゆでるなどの調理により失われやすい傾向もあります．脂溶性ビタミンのうちビタミンAやビタミンDは肝臓や脂肪組織に貯蔵されており，健康な人では比較的欠乏しにくいとされています．一方，肝臓に蓄積されるため，とり過ぎは過剰症に注意が必要です．サプリメントなどで大量にとり過ぎないようにしましょう．

ビタミンC（アスコルビン酸，アスコルベート）

植物はビタミンCをグルコースやフルクトースから合成できますが，ヒトはビタミンCを合成できません．食事から摂取できない場合，30日以内にビタミンC欠乏に至り，壊血病になります．ビタミンCは還元剤でもあり，体内の14の酵素の補酵素として働きます．また，抗酸化剤としての役割（活性酸素による細胞や体内の物質の損傷を防ぎ，老化も抑制するはたらき）もあります．妊娠期間中には血漿ビタミンC濃度が低下しやすく，感染，早期破水，早産，子癇のリスクとなりうるため，しっかり摂取することが勧められます．また，ビタミンCは小腸において，鉄を還元し鉄の吸収を促進するはたらきをもちます．最終的な代謝産物はシュウ酸であり，腎不全時には大量に摂取すると高シュウ酸尿症をきたすおそれがあるため注意が必要です．

カロテノイド（ビタミンAの前駆物質）

自然にある多くのカロテノイドのうち，ヒトが摂取する食物の中には40〜50種のカロテノイドが含まれます．とくに野菜や果物から豊富に摂取できます．β-カロテンはヒトの血漿中で最も多いカロテノイドであり，その他のプロビタミンAカロテノイドとともにビタミンAの重要な供給源です．視機能，造血，骨形成，胚形成など，生体内でさまざまなはたらきに関与します．

ビタミンE（トコフェロール）

ビタミンEは天然には，α-トコフェロールを含め，8つの型があります．ビタミンEには脂質の自己酸化を抑える作用があります．一般的にはα-トコフェロール欠乏症の発症はまれですが，輸送タンパク質の遺伝子異常や，胆汁閉塞症および膵炎など脂肪吸収不良症候群があれば，発症する可能性があります．適切な摂取により循環器疾患や悪性腫瘍など慢性疾患による死亡率の低下が期待されます．

葉酸

葉酸は，天然の植物や生物中に存在する水溶性のビタミンB群の一種です．緑黄色野菜や果物，酵母，レバーや豆類に多く含まれます．RNAやDNAの生合成，アミノ酸代謝，メチル化による遺伝子発現の制御などの生命反応に関与します．ビタミンB_{12}とともに赤血球の産生に関与し，不足時に巨赤芽球性貧血をきたします．

天然の葉酸は調理中に酸化分解を受けやすいため，妊娠中および出産年齢の女性では児の神経管閉鎖障害を予防するために，サプリメントなどで葉酸を日常的に摂取しておくことも重要です．また，葉酸やビタミンB_{12}の適切な摂取は，大血管障害やアルコール性肝障害の発生・増悪リスクを下げるとの報告もありますが，サプリメントとしての有用性に関しては一定の結論が得られていません[9,10]．

ミネラル

ビタミンと同様に，ミネラル類もヒトの体内では合成できないため，食品から摂取する必要があります．健康維持に欠かせないミネラルを**必須ミネラル**といい，1日の摂取量が100 mg以上のものを**多量ミネラル**，100 mg未満のものを**微**

表2　ビタミンの分類

種類		主なはたらき	不足したときの主な症状・疾患
水溶性ビタミン			
ビタミンB群	ビタミンB_1（チアミン）	代謝・エネルギー産生，神経機能・心機能の維持など	脚気，神経障害，浮腫，食欲不振，疲労感・だるさなど
	ビタミンB_2（リボフラビン）	炭水化物・アミノ酸の代謝，粘膜の維持など	口内炎・口唇炎，角膜炎，脂漏性皮膚炎，子どもの成長障害など
	ビタミンB_6（ピリドキシン）	代謝・エネルギー産生，神経機能の維持，皮膚の維持など	皮膚炎，口内炎，神経障害，貧血，リンパ球減少症など
	ビタミンB_{12}（コバラミン）	赤血球の形成・成熟，DNA合成促進，神経機能の維持など	巨赤芽球性貧血，神経障害（脱力感や運動失調）など
	葉酸	ヘモグロビンやDNA・RNAの合成，胎児の正常な発達の促進など	巨赤芽球性貧血，口内炎，胎児の先天異常（神経管閉鎖障害）など
	ナイアシン	代謝・エネルギー産生など	食欲不振，皮膚障害など
	ビオチン	代謝・エネルギー産生など	免疫不全症，代謝異常（糖代謝異常），皮膚障害，脱毛など
	パントテン酸	炭水化物・脂肪の代謝など	食欲不振，疲労感・だるさ，皮膚障害，子どもの成長障害など
ビタミンC		コラーゲン合成促進，抗酸化作用，鉄分吸収の促進など	疲労感・筋力低下，食欲不振，壊血病など
脂溶性ビタミン			
ビタミンA（レチノール）		皮膚・粘膜の機能維持，夜間視力の維持など	夜盲症，感染抵抗力の低下，子どもの成長障害など
ビタミンD		カルシウムとリンの吸収促進など	骨粗鬆症，乳幼児のけいれん・くる病，脊柱側弯症，骨軟化症など
ビタミンE		抗酸化作用，生体膜の保護など	溶血性貧血，不妊，神経障害，抗酸化力の低下・肌の老化など
ビタミンK		血液凝固，骨形成など	血液凝固異常（出血しやすい，出血が止まりにくい）

量ミネラルと分類する場合があります．必須ミネラルには，ナトリウム，カリウム，カルシウム，マグネシウム，リンが含まれ，微量ミネラルには，鉄，亜鉛，銅，マンガン，ヨウ素，セレン，クロム，モリブデンが含まれます．

ミネラルが不足した場合も健康に影響はあり，例えばヨウ素不足では甲状腺腫，カルシウム不足では骨粗鬆症などを生じます，反対に，摂取過剰の場合は，例えばナトリウムの過剰摂取では高血圧症が引き起こされます．

鉄

鉄は酸素輸送やエネルギー代謝において主要な役割を果たします．鉄はヘム鉄または非ヘム鉄として吸収され，赤血球内のヘモグロビンや筋肉内のミオグロビンに存在し，肝臓，骨髄や筋肉などにフェリチンとして貯蔵されています．ヘム鉄は赤身の肉，魚，鶏肉に含まれ，非ヘム鉄は植物性の食べ物に含まれます．

鉄の吸収は，一緒に摂取する他の栄養素または金属により影響を受けます．例えば，アスコルビン酸は，第二鉄を生物的利用能の高い第一鉄に変換するため，鉄の吸収を助けます．反対に，ポリフェノールや穀類や豆類に含まれるフィチン酸は，非ヘム鉄の吸収を妨げます．

鉄の必要量は年齢，性別，妊娠の有無で変わります．鉄の必要量は，妊娠時は27 mg/日と月経のある女性の1.5倍です．また，生後4〜6ヵ月を過ぎた乳児は母乳のみでは不足する傾向にあるため，母親の鉄不足を防ぎ，適切な身長の伸びや体重増加が得られるようにしましょう．ただし，鉄の摂取が過剰になると亜鉛や銅の吸収が妨げられ，鉄そのものの利用も阻害されてしまうため，サプリメントのとり過ぎに注意しましょう．

亜鉛

亜鉛は，ヒトの体や細胞の活動および機能に重要なRNAポリメラーゼIおよびRNAポリメラーゼIIやアルカリフォスファターゼといった酵素に対する触媒のほか，タンパク質の構造維持や内分泌機能（インスリン分泌や胃酸分泌など），遺伝子の発現や細胞内シグナル伝達の調整機能として働きます．野菜や果物には亜鉛が少ないため，肉や魚介類を中心に，卵や乳製品なども摂取する必要があります．

亜鉛欠乏時には，組織損傷，免疫障害，発育不良や性腺機能低下などきたします．亜鉛欠乏は摂取不足のほか，必要量の増加，吸収障害，喪失量の増加，利用障害により生じ，乳幼児や小児，妊娠中や授乳中の女性では必要量が増大するため，慢性下痢など喪失量が増えるときはとくに注意が必要です．アルコール依存症では，ビタミンAと亜鉛欠乏がみられることがあります．亜鉛の過剰摂取が継続した場合，血清銅およびカルシウム濃度の低下，胃粘膜病変や消化管過敏症，免疫機能の低下，HDLコレステロールの低下などをきたすことがあります．

健康的な食事のポイント

野菜をしっかりとりましょう

野菜のもつ役割はどのようなものでしょうか．野菜とは，一般的には食用の草本植物を指します．食用とする部位により，根菜類（ニンジン，ダイコン，蕪，ビーツ，レンコンなど），茎菜類（玉ねぎ，アスパラガスなど），葉菜類（ホウレンソウ，小松菜，ネギ，キャベツ，白菜など），果菜類（トマト，なす，カボチャ，ピーマン，キュウリなど），花菜類（カリフラワー，ブロッコリー，ミョウガなど）に分類されます（**図4**）．野菜は五大栄養素のうちビタミンやミネラル，食物繊維を多く含むものが多く，身体の調子を整える役割を担い，栄養面からみても毎日の食事に欠かせない食材といえます．

塩分をとり過ぎないようにしましょう

塩分とは，食品中に含まれている**食塩相当量**〔食品に含まれるナトリウム（Na）を塩化ナトリウム（NaCl）に換算した値〕をいい，食塩（塩）は，NaClを主成分とする調味料を指します．市販されている塩はNaClの含有量が90%以上のものが多く，そのほかに，カルシウム，マグネシウム，カリウムなどが微量に含まれます．

塩の構成成分であるナトリウムイオンは，塩味受容体に結合して一般的な塩の味を感じさせます．一方，塩化物イオンには，甘味受容体に結合して甘みを感じる作用もあると報告されています．このため，塩分は，低濃度では甘みを感じることがあります．

取り込まれたNaは小腸で吸収され，腎臓から尿として排出されます．体内のNaの50%は細胞外液中に，40%は骨格にあり，体内の水分バランスや細胞外液の浸透圧の維持，酸・塩基平衡，筋肉の収縮，神経伝達，栄養素の吸収・輸送，消化液の材料になるなど，さまざまな役割を担っています．Naが過剰になると，細胞外液量や循環液量のバランスがくずれ血圧が上昇し，この状態が持続すると高血圧症になり，脳心血管病や慢性腎臓病のリスクが高くな

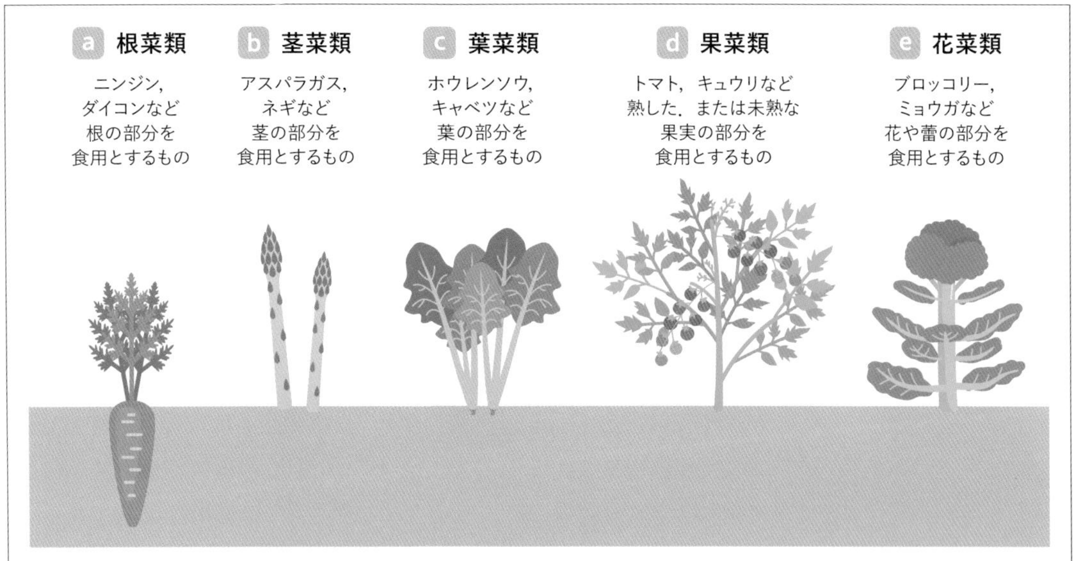

図4　野菜の分類

ります．

日本の食生活では塩分摂取過多になりやすく，厚生労働省が推進する「健康日本21」においても，高血圧症を防ぐために野菜摂取量の増加とともに食塩摂取量減少が勧められています．しかし，日本人の成人1日あたりの食塩摂取量は，男性11 g/日，女性9 g/日と依然として摂取過多であり，「日本人の食事摂取基準」として掲げられている，成人1日あたりの摂取量（男性7.5 g/日未満，女性6.5 g/日未満）を大きく超えています．なお，WHOは，1日あたり5 g未満（小さじ1杯）を推奨しています．

一方，カリウム（K）には，腎臓でNaの再吸収を抑制して排泄を促し血圧を下げたり，むくみを軽減したりする効果があります．不足すると，脱力感，筋力低下，食欲不振，骨格筋麻痺を引き起こします．成人で1日2,600 mg以上の摂取が必要ですが，令和元年の「国民健康・栄養調査」によると摂取量は平均で2,200.4 mgでした．なお，腎機能が正常であれば耐容上限量は設けられていませんが，腎機能が低下している場合は，Kの過剰摂取に注意が必要です．

水をしっかり飲みましょう

そもそもヒトの身体の50〜60％は水分でできており，新生児の場合は75％と低年齢ほどより多くの水分からできています．成人では，飲物や食品中に含まれる水分と，代謝水（体内で栄養素が代謝されるときにつくられる水）をあわせて1日あたり約2,400 mLの水が必要なので，食事の内容にもよりますが，おおよそ1,000 mLの水分補給をしなければなりません．水は，さまざまな細胞での代謝の際に使われるほか，血管・リンパ管などの細胞外に存在しているものは栄養分や老廃物の運搬に，さらには汗などとして分泌されて体温調整に利用されます．脱水予防にこまめに水分をとることは以前より推奨されています．

最近，果糖（フルクトース）の過剰摂取により，脳にある下垂体からバソプレッシンが放出され，腎臓から水分を再吸収するとともに，バソプレッシン受容体（V_1b受容体）を介して水を脂肪のかたちで貯蔵する作用を示すことがわかりました[11,12]．水分摂取が少なかったり塩分摂取が多かったりするとバソプレッシンが分泌され，その結果，脂肪生成が進むという悪循環に陥ります．もともと，糖尿病や肥満のある人では血中バソプレッシン濃度が高いことが知られており，バソプレッシンとこれらの病態との関連が示唆されています．マウスを使った実験では，糖類のない十分な水分摂取のみで肥満やメタボリックシンドロームを予防できることが示されました[11)]．ヒトにおいても十分な水分摂取は，メタボリックシンドロームや糖尿病，肥満の予防だけでなく治療にも寄与する可能性があります．水は体内のさまざまな代謝に関連しているので，日ごろからこまめに十分とりましょう．

アルコールは，とってはいけない？

お酒は文化であり，私たちの生活とは切り離せません．私たちはお酒を通して，“飲む”という行為以上の価値を見いだし，お酒との関わりを洗練させてきました．生活のなかで，適切なお酒との付き合いかたを学んでいくことがとても重要です．例えば，アルコール代謝機能が確立される20歳以上から飲酒を始めること，妊娠の予定がある人や妊婦は飲酒しないこと，車やバイク・自転車を運転するときは決して飲酒しないことは必須です．

適したアルコールの量は，すでに書籍やさまざまなwebサイトで示されていますのでそちらを参考にしてください．お酒を飲むときには，おおむねお酒と同等量の水も摂取すると，身体への負担が軽減されます．また，**葉酸**がアルコール肝障害を予防できる可能性も報告されており，しっかりと野菜や野菜ピューレ（3色ピューレのつくりかたや，それらを活用したレシピはp.30以降へ）を同時に摂取することがおすすめです．いずれにせよ，必ず休肝日をつくることが，長く，健康的にお酒と付き合うコツです．

column

免疫力アップ！ 新型コロナウイルス感染症関連

2019年に中国武漢市でSARS-CoV-2が発見され，その後，新型コロナウイルス感染症は世界中に拡大しました．日本の累計死者数は，2023年5月9日に全数把握が終了した時点で74,694人にのぼりました．

新型コロナウイルス感染症は人々の生活様式や感染対策に影響を与え，医療現場では今なお厳重な対応が求められる感染症です．新型コロナウイルスの感染症の流行に伴い，季節性インフルエンザを含めさまざまな感染症がこれまでとは違った流行パターンを示しています．そのため，日ごろから感染対策を講じ，免疫力をアップして，感染しづらい体づくりを行うことが大切です．

免疫力アップにはバランスよく食べ，適度な運動をし，十分な睡眠をとり，規則正しい生活を送ることが基本です．野菜に多く含まれるビタミン，例えばビタミンAは細胞性免疫や液性免疫に関与し，不足すると感染に対する抵抗力が低下します．ビタミンAを摂取するには，ニンジン，ホウレンソウ，カボチャなどを食べるとよいでしょう．食物繊維は腸内環境を整え，乳酸菌など腸内細菌の発育によい効果をもたらす可能性があります．繊維を多く摂取するには，ゴボウ，レンコンなど根菜類，きのこ類，海藻類，雑穀，豆類などをとるとよいでしょう．亜鉛やセレン，銅，マンガンなどのミネラルも不足なくとりましょう．

文献

1) 厚生労働省・「日本人の食事摂取基準」策定検討会：「日本人の食事摂取基準（2020年版）」, 2019（2024年3月閲覧）. https://www.mhlw.go.jp/stf/seisakunitsuite/bunya/kenkou_iryou/kenkou/eiyou/syokuji_kijyun.html

2) サルコペニア診療実践ガイド作成委員会 編：サルコペニア診療実践ガイド, ライフサイエンス出版, 2019.

3) Smeuninx B, et al.: Amount, Source and Pattern of Dietary Protein Intake Across the Adult Lifespan: A Cross-Sectional Study. Front Nutr, 7: 25, 2020.

4) Budhathoki S, et al. (Japan Public Health Center–based Prospective Study Group): Association of Animal and Plant Protein Intake With All-Cause and Cause-Specific Mortality in a Japanese Cohort. JAMA Intern Med, 179(11): 1509-1518, 2019.

5) Ko G, et al.: The Effects of High-Protein Diets on Kidney Health and Longevity. J Am Soc Nephrol, 31(8): 1667-1679, 2020.

6) Yamada M, et al.: Association of Trans Fatty Acid Intake with Metabolic Risk Factors among Free-Living Young Japanese Women. Asia Pacific Journal of Clinical Nutrition, 18(3): 359-371, 2009.

7) Katagiri R, et al.: Dietary fiber intake and total and cause-specific mortality: the Japan Public Health Center-based prospective study. Am J Clin Nutr, 111(5): 1027-1035, 2020.

8) Dehghan M, et al. (PURE study investigators): Associations of fats and carbohydrate intake with cardiovascular disease and mortality in 18 countries from five continents (PURE): a prospective cohort study. Lancet, 390(10107): 2050-2062, 2017.

9) Otsu Yu, et al.: Folate and cardiovascular disease. Hypertens Res, 46(7): 1816-1818, 2023.

10) Zhang H, et al.: Folic acid ameliorates alcohol-induced liver injury via gut-liver axis homeostasis. Front Nutr, 9: 989311, 2022.

11) Andres-Hernando A, et al.: Vasopressin mediates fructose-induced metabolic syndrome by activating the V1b receptor. JCI Insight, 6(1): e140848, 2021.

12) Levi DI, et al.: High dietary salt amplifies osmoresponsiveness in vasopressin-releasing neurons. Cell Rep, 34(11): 108866, 2021.

2. ライフステージと食事

年齢やライフステージにより，適した食事の内容は変わります．年齢やライフステージに適した食事を積極的に摂取することで，適正な成長・発達を促し，健康を維持し，病気の発症や悪化を防ぐことができます．

乳幼児と小児

乳児期から小児期の食事は，身体の機能維持だけでなく，成長および発達に必要な栄養素の摂取量を満たすことが必須です．子どもは成人よりも代謝が盛んであるために必要な栄養量が多いにもかかわらず，摂食機能や消化機能が未熟なため，十分な量の栄養素を継続してとることは必ずしも容易ではありません．また，食事は栄養を満たす目的のみならず，五感を，つまり味覚，視覚（食べ物の形や色，周辺状況など），嗅覚（食べ物のにおい），触覚（手触りなど），聴覚（調理音など）を利用して楽しむことで，よりよい発達を促すことにも役立ちます．

子どもの視覚

子どもの視力は，生後まもなくは明暗がわかる程度でぼんやりしていますが，その後急速に発達し，3ヵ月で0.03，1歳で0.2，5歳ごろで8割くらいの子どもが1.0になります．色覚は，生後まもなくから黒，白，グレーの濃淡をぼんやりと認識でき，2ヵ月ごろから赤と緑の区別が，4ヵ月ごろから青と黄の区別ができるようになり，5～6ヵ月ごろから成人に近いかたちで色の区別ができるようになると言われています．また，4ヵ月前後で25～200 cmの奥行きを認識できるようになるため，このころから視界に入るものに手を伸ばすようになります．

子どもの味覚

味覚には，甘味・酸味・塩味・苦味・うま味の5つの基本味があり，出生直後にはすでに5つの基本味がわかるほか，学童期の子どもは成人と同じように味覚を感じていると報告されています．

このように，子どもたちの感覚器が心身ともにダイナミックに成長・変化していることを考慮すると，ただ栄養を補う目的で食事を用意するだけでなく，月齢や年齢に応じて食べやすいように工夫し，食に興味がもてるように整えることが大切です．家族や友達と一緒に食事をして楽しかった，しっかり食べたら褒められて嬉しかった，家族と一緒につくったごはんがおいしかったなど，嬉しい経験や環境要因も“おいしさ”の重要な要素です．子どもたちが，さまざまな経験を通してよい食事を見きわめる力をもち，よりよい食生活ができるようになる，**食育**としての観点も大切です．

エネルギー量と栄養のバランス

エネルギー量

乳幼児の体重当たりの必要エネルギーは，

おおよそ成人の2倍（体重1kg当たり80～100kcal）です．また，5ヵ月未満の乳児における推定必要エネルギー量は，完全母乳栄養児の摂取量に近くなり，500～550kcalになります．小児期では，年齢ごとの身体活動レベルに応じて必要とされるエネルギーに加え，成長・発達に必要なエネルギー，すなわち組織合成に要するエネルギー量とエネルギー蓄積量分を満たし（p.3，**表1**），十分な炭水化物を摂取することが大事です（**表3**）[1]．成長曲線を大きく外れるような成長の停滞や体重増加は，過不足のめやすになります．

たんぱく質

小児のたんぱく質必要量は成人より多く，乳児では母乳を基準として必要量が決められています．離乳期のたんぱく質摂取量が多いと，小児の過体重や肥満のリスクになることが示唆され，たんぱく質および動物性たんぱく質の摂取量が多いと18歳までのBMIが高くなる可能性があることが報告されています．かたよりなくバランスよく食べることが望ましいでしょう[2,3]．

脂質

日本の小児の飽和脂肪酸摂取量は成人よりも多く，成人目標量を超えています．飽和脂肪酸は，脂身の多い肉，ソーセージやベーコンなど加工肉，乳製品，インスタントラーメンに多く含まれています．小児における飽和脂肪酸摂取量の健康への影響に関して一定の見解はありませんが，昨今，小児肥満が増え動脈硬化など生活習慣病の発症がみられるだけでなく，小児期の生活習慣は成人になっても続くため，小児期から飽和脂肪酸の摂取が増えないようにしておくことが望ましいでしょう．

ビタミン・ミネラル

離乳食開始前の乳児において，乳児用調整粉乳（粉ミルク）のみ摂取している場合には，**カルニチン**，**ヨウ素**，**マンガン**が食事摂取基準を満たさないことがあります．また，母乳栄養児では**ビタミンD**不足になることがあり，母親がビタミンD不足にならないよう気をつけるほか，適度に日光にあたるようにする必要があります．母乳栄養児での**ビタミンK**不足もよく知られており，新生児期早期と乳児期早期にビタミンKを経口投与します．

カルシウムに関しては，母乳では吸収率が約60%あるのに対して，乳児用調整粉乳では吸収率が約27～47%であり，摂取不足になりやすいとされています．さらに小児全体で推定平均摂量を満たしていないと報告されている点に注意が必要です．また，乳児期後期に**鉄**不足になりやすいため，貧血の発症に注意が必要です．**ヨウ素**に関しては，日本では海藻や魚介類をと

column

食育とは

食育とは，子どもたちが食べ物に対して正しい知識をもち，バランスのよい食事や健全な食生活を選びとれる力を育むことです．単に座学で食べ物の知識を得るのみならず，食材を実際につくり，つくる人のことを考え感謝する機会をもつほか，家族やおともだちと食卓を囲むなどして，食べる楽しさや食事の大切さを理解できるよう企画するとよいでしょう．食べることは皆が平等に行う営みです．子どものころに食育を受けることで，将来大人になったときに，極端なダイエットに走らせず，また，生活習慣病などにならない食事を選び生涯にわたって健康を維持できる力を身につけることが目的です．

表3　乳幼児・小児期のたんぱく質・脂質・炭水化物の摂取基準

年齢(月齢),性別		たんぱく質			脂質				炭水化物	
		推定平均必要量〔g/日〕	推奨量〔g/日〕	総エネルギーに対する目標割合〔%〕	総エネルギーに対する脂質の目標割合〔%〕	総エネルギーに対する飽和脂肪酸の目標割合〔%〕	n-6系脂肪酸目安量〔g/日〕	n-3系脂肪酸目安量〔g/日〕	総エネルギーに対する目標割合〔%〕	食物繊維〔g/日〕
0～5ヵ月		—	10*	—	50*	—	4	0.9	—	—
6～8ヵ月		—	15*	—	40*	—	4	0.8	—	—
9～11ヵ月		—	25*	—	40*	—	4	0.8	—	—
1～2歳	男児	15	20	13～20	20～30	—	4	0.7	50～65	—
	女児	15	20	13～20	20～30	—	4	0.8	50～65	—
3～5歳	男児	20	25	13～20	20～30	10以下	6	1.1	50～65	8以上
	女児	20	25	13～20	20～30	10以下	6	1.0	50～65	8以上
6～7歳	男児	25	30	13～20	20～30	10以下	8	1.5	50～65	10以上
	女児	25	30	13～20	20～30	10以下	7	1.3	50～65	10以上
8～9歳	男児	30	40	13～20	20～30	10以下	8	1.5	50～65	11以上
	女児	30	40	13～20	20～30	10以下	7	1.3	50～65	11以上
10～11歳	男児	40	45	13～20	20～30	10以下	10	1.6	50～65	13以上
	女児	40	50	13～20	20～30	10以下	8	1.6	50～65	13以上
12～14歳	男児	50	60	13～20	20～30	10以下	11	1.9	50～65	17以上
	女児	45	55	13～20	20～30	10以下	9	1.6	50～65	17以上
15～17歳	男児	50	65	13～20	20～30	8以下	13	2.1	50～65	19以上
	女児	45	55	13～20	20～30	8以下	9	1.6	50～65	19以上

＊乳児におけるたんぱく質の推奨量と脂質のエネルギー割合は目安量を示す．
総エネルギーに対する目標割合の範囲に関しては，おおむねの値を示したものであり，状況に合わせて柔軟な対応をとること．
（文献1をもとに作成）

る食習慣があるため，不足することはまれとされています．ただし，小児では摂取不足の場合もあれば，毎日海藻を食べている場合は過剰になる場合もあるため，過不足に留意します．

離乳食の開始時期

離乳食開始時期は生後5～6ヵ月ごろがよいとされています．早期の離乳食開始が小児期の肥満や過体重のリスクとなることが知られており[4]，遺伝的に1型糖尿病になりやすい乳児を対象とした研究で，生後4ヵ月未満で離乳食を開始したグループや生後6ヵ月以降で開始したグループでは1型糖尿病になるリスクが上昇したという報告[5]もあります．また，特定の食物の摂取開始を遅らせても，食物アレルギーの予防効果があるという科学的根拠はありません．発達をみながら適切な時期に離乳食を開始しましょう．

離乳食にもピューレを使ったペースト食

野菜は離乳食初期から使えますので，10倍粥(がゆ)になれてきたら野菜ピューレ（p.30～35）を少しずつ取り入れるとよいでしょう．黄色のピューレは，カボチャを多く使っており甘味を感じられるので，赤ちゃんの味覚にマッチしており使いやすいでしょう．おかゆに添えたり，お肉やお魚のソースとして利用したり，いろいろと手軽に使えます．

うま味を上手につかう

昆布だしの中に含まれるグルタミン酸がおいしさを感じさせる味わいの成分として発見され，その味わいが「うま味」と名づけられてから，昆布だけでなく，野菜，魚や肉，干し茸など，さまざまな食品にうま味が含まれることが知られています．母乳の中にはグルタミン酸が多く含まれ，乳児もうま味を感じています．うま味は甘味，酸味，塩味，苦味とともに食べ物を美味しくするもとになります．子どもは，酸味や苦味が苦手なので，食事を美味しくするために塩味，甘味，うま味を上手に使うとよいでしょう．

子どもの塩分摂取量は性別・年齢で決められていますが，3歳児において20%の児が6～10g/日と過剰に摂取しているという報告[6]や，乳児期に減塩をしたグループでは大きくなっても血圧が低く抑えられるという報告[7]があり，早い時期からのしっかりとした減塩が大切です．甘味・砂糖に関しては，WHOは加工食品または調理に加える糖類の摂取量を総エネルギーの10%未満，できれば5%未満にすることを推奨しています．以上からも，離乳食の時期から，うま味豊富な「出汁」を上手に使った和食中心の食事とることをおすすめします．

子どもの便秘

便秘とは，便の回数や便の量が少ない，または便の出にくさが続く状態を指します．排便回数が週2回以下の場合や，それ以上の排便回数があっても排便時に出づらい，出血するなど苦痛を伴う場合は，便秘による症状を伴うものとして「便秘症」とよびます．日本では5～20%くらいの子どもが便秘症であるといわれています．

column

和食のよいところ

和食（日本食）とは，日本でとれる食材や日本の食習慣・文化に合わせて食べられている食事を指します．ユネスコ無形文化遺産に登録されて10年が経過しました．日本の地理的条件や気候風土から生み出される多様で新鮮な食材を使い，その持ち味を損なわぬように“うま味”を活かして調理されており，ご飯，汁物，主菜，副菜からなる1汁3菜のスタイルが基本で，栄養バランスがよくなっています．また，季節を感じられるよう，見た目に美しく装飾や盛り付けが施されるほか，正月や季節の行事などを大切にした，日本古来の文化に根づいた食事といえます．

日本食を食べる頻度が高い人は全死亡リスクと心血管疾患死亡リスクが低い[8]と報告されているほか，認知症のない人は認知症の人より日本食スコアが高く，魚介類・きのこ・大豆・コーヒーを多く摂取していた[9]と報告されています．

醤油・味噌・酢・みりん・酒など発酵調味料を上手に使い，塩分に気をつけ，日本人の体に合った和食を日ごろから食べて健康を維持したいものです．

治療法

便秘になりやすいタイミングは，乳児では離乳食を開始した時期，幼児ではトイレトレーニングの時期であり，学童期の子どもも，通学を開始して環境が変わったころや，学校で便を出すのを恥ずかしがったり嫌がったりして我慢したのをきっかけに便秘になることが知られています．便秘症は，いったんよくなっても再発することが多いため，気がついたら早く対応しましょう．

治療の目標は，本人が気持ちよくすっきり排便でき，学校生活や社会生活に支障がないことです．そのために，生活習慣を見直し，排便習慣や排便環境の改善とともに，食事指導，薬物療法を組み合わせて治療を行います．

子どもの便秘を防ぐ・改善する食事は？

食事療法のポイントは，**水分**，**食物繊維**，**プロバイオティクス**，**牛乳の摂りかたへの注意**です．子どもに必要な1日の水分量は，体重10 kgの子どもで1,000 mL，20 kgの子どもでは1,500 mLほどであり，成人の1日の必要水分量（2,400 mL）と比べると低年齢であるほど体重に対する必要量が多いことがわかります．

食物繊維は消化酵素で分解される水溶性と分解されない不溶性に分けられます．不溶性食物繊維は便に水分を取り込んでかさを増す効果があり，水溶性食物繊維は結腸に届いて腸内細菌のエサになり善玉菌を増やす効果があります．子どもがどれくらいの食物繊維をとるとよいのか，明確な基準の根拠となる研究結果はありませんが，食物繊維の摂取が便秘に有効であること，便秘症の年長児では1日20 g以上の摂取が推奨されています[10]．また，十分な水分と一緒に食物繊維をとれば，よりよい効果が期待できます．

プロバイオティクスとは，人間の身体によい影響を与える微生物やそれらを含む食品・おくすりのことで，国際連合食糧農業機関（FAO）と世界保健機関（WHO）は，「十分量を摂取したときに宿主に有益な効果を与える生きた微生物」と定義しています．代表的なものはビフィズス菌や乳酸菌で，食品としてはヨーグルトなど

column

プロバイオティクスとは？

プロバイオティクス（probiotics）は，ビフィズス菌や乳酸菌などヒトの腸に存在する善玉菌を指します．プロバイオティクスを摂取できる食品としては，生きた菌が含まれるヨーグルトなどの発酵乳，納豆などがあります．ただし，乳酸菌やビフィズス菌であれば何でもよいというわけではなく，腸内細菌学会では，以下の条件が科学的に証明された菌株がプロバイオティクスとしています．

①安全性が保証されている
②もともと宿主の腸内フローラ（細菌叢）の一員である
③胃液・胆汁などに耐えて生きたまま腸に到達できる
④下部消化管で増殖可能である
⑤宿主に対して明らかな有用効果を発揮できる
⑥食品などの形態で有効な菌数が維持できる
⑦安価かつ容易に取り扱える

一方，プレバイオティクス（prebiotics）とは，難消化性のオリゴ糖や食物繊維など，摂取しても胃や小腸で分解・吸収されずに大腸に到達し，大腸に生息する微生物のエサになる食品成分を指します．

の発酵乳，納豆などがあげられます．これらを摂取すると，便秘が改善する可能性があります．

頑固な便秘症で牛乳をやめると便秘が改善するケースがあることはよく知られており，その理由として乳糖不耐症によるもの，牛乳アレルギーとの関連などが報告されています．なかなか便秘が改善しないときは，しばらく牛乳制限を試みることも勧められます．

妊娠・授乳期

妊娠期の食事に対しては，母体の健康を維持するのみならず，妊娠中の低栄養と過栄養が将来的な子どもの肥満，生活習慣病や精神疾患のリスクとつながることにも配慮しましょう．母体の健康管理は妊娠前から始まり，これを「**プレコンセプションケア**」といいます．また，母親のみならず，父親がとる食事によって，生殖細胞の遺伝子でエピゲノム変化（遺伝情報を保持するDNAの化学的な装飾による変化）を誘導し次世代の子どもの代謝に影響を与えるという報告[11)]もあり，両親どちらの食生活も子どもの健康に関与する可能性があることに注意が必要です．

column

やせはどうしてよくないのか～若年女性の場合～

「やせていてきれい，かわいい」という価値観を否定するものではありませんが，個々に適した「ちょうどよい」体型を無視して，誤った知識のもとに偏った食生活を送る，あるいは無理なダイエットを繰り返し，体重の減少と増加を繰り返すという行為は，当人の健康問題のみならず，次の世代（子ども）の健康問題にまで影響を与えます．厚生労働省の「国民健康・栄養調査」では，20歳女性の21.7%がBMI 18.5未満の「やせ（低体重）」に該当していました．BMI 18.5未満は30歳代で13.4%，40歳代で10.6%ですから，他の年代と比べて，やせに該当する人の割合が多いことがわかります．

偏った食生活は必要な栄養素不足を招き，例えば鉄不足の場合，その度合いが進むと鉄欠乏性貧血となり，倦怠感，動悸，息切れなどの身体症状をきたし，学校生活や社会生活に影響を及ぼします．また，摂取エネルギー不足が続くと体全体の代謝が低下し，かえって体脂肪を蓄えやすい体になります．思春期や青年期早期では，ボディーイメージの歪みにより食べることができず，極端な食行動を繰り返し，神経性やせ症に至る可能性もあります．

日本では低出生体重児（出生時の体重が2,500 g未満の児）の割合が増えており，平均出生体重も40年ほど前には3,200 gであったものが，10年前には3,000 gへと減少し，2023年にはついに3,000 gを下回っています．周産期医療の進歩や，生殖医療の進歩により高齢出産が増えたこと，社会的ストレス要因の増加などさまざまな原因が複合的に関連していると考えられますが，母体のやせも要因のひとつであると指摘されています．

表4　妊婦・授乳婦の食事摂取基準（年齢別のエネルギー量に対する付加量）

	エネルギー必要量（付加量）〔kcal/日〕	たんぱく質推奨量（付加量）〔g/日〕	ビタミンA推奨量（付加量）〔μgRAE/日〕	葉酸推奨量（付加量）〔μg/日〕	鉄推奨量（付加量）〔mg/日〕
妊婦（初期）	＋50	＋0	＋0	＋240	＋2.5
妊婦（中期）	＋250	＋5	＋0	＋240	＋9.5
妊婦（末期）	＋450	＋25	＋80	＋240	＋9.5
授乳婦	＋350	＋20	＋450	＋100	＋2.5

エネルギー量については，妊婦個人の体格や，妊娠中の体重増加量，および胎児の発育状況の評価を行ったうえで検討する必要がある．また，ビタミンAにはプロビタミンAカロテノイドを含む．（文献1をもとに作成）

プレコンセプションケア

コンセプション（conception）は「受胎」という意味で，おなかの中に新しい命を授かることをいいます．「プレコンセプションケア（preconception care）」とは，将来の妊娠を考えながら，女性やカップルが自分たちの生活や健康に向き合う取り組みです．女性も男性も，より健康的な食習慣や運動習慣を身につけられれば，自分たちが健康になるだけなく，元気な赤ちゃんを授かるチャンスを増やせるうえ，将来の家族がより健康な生活を送れるようになります．

妊娠前・妊娠期の食事および生活習慣の管理

妊娠期や産後の健康を保ち，生まれてくる子どもの健康を守るためには，妊娠前から食生活に気を配ることが大切です．日本では20代女性の約22％はBMIが18未満のやせ（低体重）です．日ごろから無理なダイエットをせず，バランスのよい食事をして適切なエネルギーをとりましょう．胎児の神経管欠損症を予防するために，食事とサプリメントから**葉酸**をしっかりとりましょう．ビーガン食など菜食主義の場合，**ビタミンB_{12}**などのビタミンやミネラルが不足するため，バランスよく食べることが大事です．加えて，妊娠中は**鉄**不足になりますので，妊娠前から改善しておく必要があります．

そのほか，なんらかの疾患に対して治療中である場合には，妊娠・出産によって疾患コントロールに配慮が必要になる場合があります．あらかじめ主治医に相談しておく，計画的に妊娠するなど，準備をしておくことが勧められます．

エネルギー量と栄養のバランス

妊婦の食事摂取基準に関しては，厚生労働省から指針が示されていますので参考にしましょう（**表4**）[1]．

エネルギー量

妊娠期には，妊娠前の推定エネルギー必要量に加えて，妊婦の栄養状態を維持し正常な分娩を行うためのエネルギー量を妊娠期別に付加しますので，推奨されるエネルギー摂取量は非妊娠時の14～18％増になります．授乳期は，妊娠前の推定エネルギー必要量をもとに，母乳産生に必要なエネルギー量と体重減少によるエネルギー減少量を考慮します．

たんぱく質

母体全体の代謝が増え，胎児の発育を維持するために，妊娠中のたんぱく質推奨量は増加します．

炭水化物

胎児の発育，とりわけ脳の発育に必要な十分量のグルコースを供給するために，炭水化物によるエネルギー量を総エネルギー量のうち50

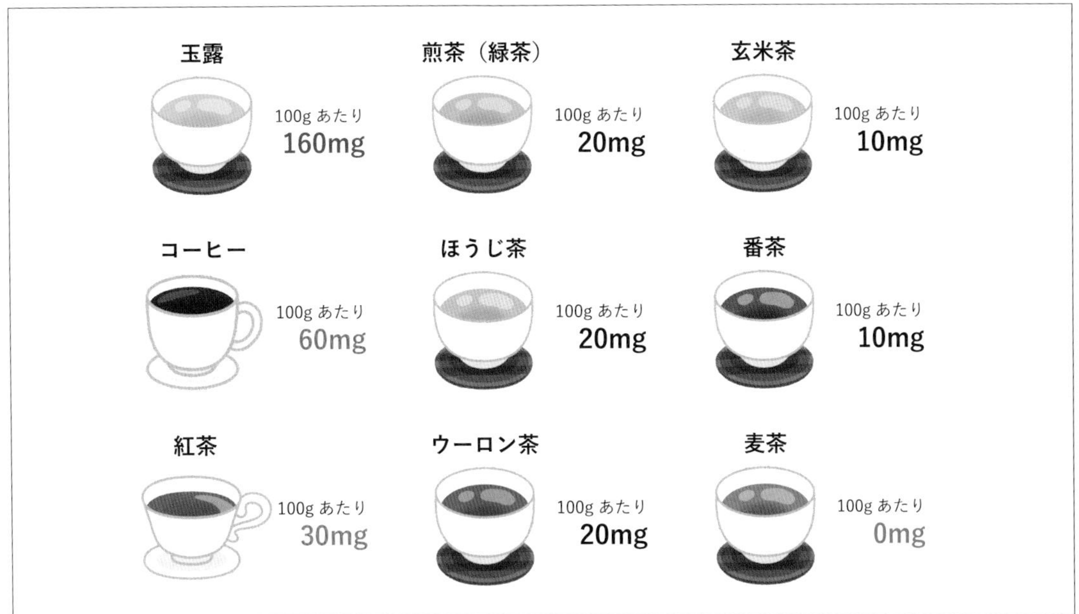

図5　お茶・飲料に含まれるおおよそのカフェイン量

〜65%と適正にとることが大切です．

ビタミン・ミネラル

過剰なレチノール摂取は胎児の発育に影響を与えるため，とり過ぎに注意します．胎児の成長，骨の発育や歯のエナメル化のために適正なビタミンDを摂取しましょう．ヨウ素は甲状腺ホルモンのバランスに関係します．不足すると胎児の中枢神経系の発育に影響を与えますが，とり過ぎにも注意が必要です．鉄不足による貧血は，母体死亡や周産期死亡と関連があります．

嗜好食品

カフェイン

カフェインの摂取と周産期の問題に関する一定の見解は得られていませんが，一般的には，カフェインの摂取を控えた方がよいでしょう．WHOは，1日300mg以下を推奨しています．コーヒーならばマグカップで1日2杯まで，紅茶はティーカップで1日7杯程度までになります．ただし，お茶のカフェイン含有量は種類によって異なります（**図5**）．

アルコール

母体が常習的にアルコール摂取をした場合，特異的な顔貌，発育不全，中枢神経発達遅延を特徴とする胎児性アルコール症候群のリスクがあります．少量のアルコールでも胎児の発育に影響を与えるという報告もあり，日ごろから無理な飲酒を控えるほか，妊娠後は摂取をしないことが勧められます．また，アルコールには葉酸の吸収を妨げる作用もあります．

高齢者

高齢者は，咀嚼機能の低下，消化・吸収率の低下など摂食機能の低下，生活習慣病など複数の慢性疾患に罹患しているなどの特徴があるうえ，その状況にも個人差が大きい点に配慮して食事を考える必要があります．社会の高齢化が進むなか，高齢者とくに後期高齢者における低栄養が問題となっています．低栄養は，加齢に伴い筋力低下や筋肉量の減少をきたす「**サルコペニア**」とよばれる現象や，年齢とともに筋力や心身の活力が低下して衰える「**フレイル**」とよばれる現象と大いに関連があり，健康寿命を延ばすためにも，よりよい食生活を維持することが基本となります．

フレイルとサルコペニア

フレイルとは，高齢期に生じるさまざまな生理的予備能（筋力や血液循環・呼吸などの身体の機能に対し，ストレスや環境の変化により通常時よりも大きな処理能力が必要になった際にどのくらい耐えられるか）の低下のために，精神的・肉体的にストレスに弱くなり，社会生活を十分に送れない状態をいいます．これは，介護が必要となる前段階といえます．

サルコペニアとは骨格筋の加齢変化を指しますが，加齢に伴うさまざまな要因，例えば成長ホルモンや性ホルモンの減少，酸化ストレスの増加，炎症性サイトカインの増加，身体活動量の減少，たんぱく質摂取量の減少が関与します．このなかでも，身体活動量とたんぱく質摂取に関しては介入によって改善する余地があり，運動量の改善，食生活の改善がとても大切です．運動のポイントは，レジスタンス運動を行う，負荷量だけでなく負荷回数をしっかり行う，総実施時間（1回あたりの時間，頻度，期間を乗じたもの）を意識する，継続することです．栄養に関しては，**たんぱく質（アミノ酸）摂取**と**ビタミンD摂取**が推奨されています．サルコペニアにならないように，1日当たり1.2～1.5 g/kg程度のたんぱく質を摂取し[12]，ビタミンD（25 OHビタミンD）は血中濃度が20 ng/mL以上となるよう維持するとよいでしょう．加齢変化が進むなか，そのときにできる改善・工夫を継続することが重要です．

エネルギー量と栄養のバランス

エネルギー量

高齢者の場合，自立している方，外出できない方など，個人間で身体活動レベルが異なりますが，全体として成人よりも高い身体活動レベルの人が少ないという特徴があります．総じて基礎代謝も低下しますが，高齢者では，肥満よりやせの方が生命予後を悪化させるとの報告[13]があり，フレイルを予防し自立した生活を続けるために，しっかりバランスよく食事をとり，エネルギー量を得て，適正な体重を維持することが大切です．

体重減少がなくても，筋肉量が減り，反対に脂肪量が増加して，フレイルやサルコペニアが進行している場合もあるため，栄養状態を把握するためには体重だけでなく，下腿周囲長や上腕筋周囲経，握力，歩行速度，5回椅子立ち上がりなどの身体パラメーター，血清アルブミンなど生化学パラメーター，かぜをひきやすくなっていないか（免疫低下），むくみがないかなど臨床経過を確認することも必要です．

生活の大半を自宅内あるいは高齢者施設で過ごす高齢者の必要エネルギーのめやすとしては，60歳男性で2,200 kcal，女性で1,650 kcal，70歳男性で2,050 kcal，女性で1,550 kcalとされています（p.3，**表1**）．

たんぱく質

ヒトの筋肉量は65歳以降になると減少が進み，80歳では30～40％低下すると報告されています．高齢者ではフレイルおよびサルコペニアを予防するために，若年成人よりも多くのたんぱく質を摂取することが望ましく，体重1 kg当たり1.2～1.5 g/日以上をとるとよいでしょう．加えて，筋力低下を予防するためには，朝食にたんぱく質をとることが推奨され，それにより食後血糖変動も緩やかになります．また，食事改善として十分なたんぱく質を摂取するだけでなく，レジスタンス運動を中心とした適度な運動を合わせて取り入れれば，筋肉量と筋力が改善します．ただし，腎機能障害を伴う場合は，たんぱく質のとり過ぎにより腎機能が悪化する可能性があるため，注意が必要です．

脂質

推奨される脂質のエネルギー比率は，成人と同様で，男性・女性ともに総エネルギー摂取量の20〜30％未満です．循環器疾患リスクの低下を目的として飽和脂肪酸の摂取量を総エネルギー摂取量のうち7％以下に抑えるほか，必須脂肪酸であるn-6系脂肪酸を8g/日，n-3脂肪酸を2.0g/日とることを目標にしましょう．

ビタミン・ミネラル

ビタミンDはカルシウム代謝や骨代謝に関わりがあり，摂取不足になると身体機能の低下，筋力の減少，血中の副甲状腺ホルモン量の増加，転倒および骨折リスクの高まりがみられます．フレイル・サルコペニア予防のためにも，不足しないようにするのがよいでしょう．

アミノ酸の一種である**ホモシステイン**は，血管への影響のほか，神経毒性が指摘されています．とくに，軽度認知機能障害やアルツハイマー型認知症や血管性認知症で血中濃度が高く，ビタミンB群を摂取することで，認知機能低下を抑制できる可能性が示唆されています[14]．ホモシステインの代謝にも関与するビタミンB_{12}は，加齢に伴い貯蔵量が低下するほか，吸収不良により神経障害をきたす可能性があります．

文献

1) 厚生労働省・「日本人の食事摂取基準」策定検討会：「日本人の食事摂取基準（2020年版）」，2019（2024年3月閲覧）．

2) Arnesen EK, et al.: Protein intake in children and growth and risk of overweight or obesity: A systematic review and meta-analysis. Food Nutr Res, 66, 2022.

3) Pimpin L, et al.: Dietary protein intake is associated with body mass index and weight up to 5 y of age in a prospective cohort of twins. Am J Clin Nutr, 103(2): 389-397, 2016.

4) Wang J, et al.: Introduction of complementary feeding before 4months of age increases the risk of childhood overweight or obesity: a meta-analysis of prospective cohort studies. Nutr Res, 36(8): 759-770, 2016.

5) Frederiksen B, et al.: Infant exposures and development of type 1 diabetes mellitus: The Diabetes Autoimmunity Study in the Young (DAISY). JAMA Pediatr, 167(9): 808-815, 2013.

6) Morinaga Y, et al.: Salt intake in 3-year-old Japanese children. Hypertens Res, 34(7): 836-839, 2011.

7) Emmerik NE, et al.: Dietary Intake of Sodium during Infancy and the Cardiovascular Consequences Later in Life: A Scoping Review. Ann Nutr Metab, 76(2): 114-121, 2020.

8) Matsuyama S, et al. (Japan Public Health Center-based Prospective Study Group): Association between adherence to the Japanese diet and all-cause and cause-specific mortality: the Japan Public Health Center-based Prospective Study. Eur J Nutr, 60(3): 1327-1336, 2021.

9) Saji N, et al.: Relationship between the Japanese-style diet, gut microbiota, and dementia: A cross-sectional study. Nutrition, 94: 111524, 2022.

10) Maffei HVL, et al.: Prospective evaluation of dietary treatment in childhood constipation: high dietary fiber and wheat bran intake are associated with constipation amelioration. J Pediatr Gastroenterol Nutr, 52(1): 55-59, 2011.

11) Yoshida K, et al.: ATF7-Dependent Epigenetic Changes Are Required for the Intergenerational Effect of a Paternal Low-Protein Diet. Mol Cell, 78(3): 445-458.e6, 2020.

12) サルコペニア診療実践ガイド作成委員会 編：サルコペニア診療実践ガイド，ライフサイエンス出版，2019.

13) 鈴木隆雄：【健康長寿の秘訣】高齢期の生活機能の維持．Aging&Health（エイジングアンドヘルス：長寿科学振興財団機関誌），26(4): 19-21, 2018

14) Smith AD, et al.: Homocysteine and Dementia: An International Consensus Statement. J Alzheimers Dis, 62(2): 561-570, 2018.

3. 疾患と食事 ～生活習慣病との関連～

疾患に応じて，食事で摂取する栄養素や水・塩分量などを調節する必要があります（**表5**）．食事内容を適正化できれば，症状や検査値の改善が期待され，健康で自立した生活を送れる可能性が高まりますが，逆に食事内容を十分に見直しできていないと，症状の悪化だけでなく，健康や生命に関わる重大なリスクにもなりえます．

高血圧

食事の改善により，血圧低下が期待できます．ポイントは，①体重減少，②減塩（塩化ナトリウムの摂取制限），③カリウム摂取の増加，⑤適正なアルコール摂取，⑥十分な野菜摂取です．

体重は，適正体重としてBMI（体重〔kg〕÷身長〔m〕^{2}）を25未満に保つことが推奨されます．**減塩目標は，食塩6g/日未満**です．カリウム摂取増加を見込んで野菜をしっかりとり，果物を適量とる（とり過ぎに注意する）ことが推奨されます．日本高血圧学会が発表している「高血圧治療ガイドライン2019」では，**多価不飽和脂肪酸**や**低脂肪乳製品**の積極的な摂取も推奨されています．

脂質異常症

体質（遺伝的素因），加齢，生活習慣（食事・運動・喫煙など）により，血中の脂質の値が基準値外の状態，つまり血中LDLコレステロール（悪玉コレステロール）や中性脂肪が高い，またはHDLコレステロール（善玉コレステロール）が低い状態になることを脂質異常症といいます．この状態を長く放置すると，動脈硬化の進行をきたし，虚血性心疾患（心筋梗塞など）や脳血管障害（脳梗塞など）を引き起こします．また，肥満，糖尿病，脂肪肝など，他の代謝疾患と合併して動脈硬化を加速させることも多いため，しっかり対応することが必要です．

予防・治療のために，まずは食事や運動など生活習慣の見直しから始めましょう．LDLコレステロール高値の主な原因は，飽和脂肪酸のとり過ぎです．鶏卵や魚卵に主に含まれる食事中のコレステロールもLDLコレステロール値の上昇の原因となりますが，飽和脂肪酸と比べると影響が小さいといわれています．中性脂肪が高値になる原因としては，嗜好品や果物，油っこいもののとり過ぎ，お酒の飲み過ぎ，肥満があげられます．また，ソフトドリンクやフルーツジュースをよく飲む場合も高い傾向にあります．青魚に多く含まれる**ω3系多価不飽和脂肪酸**には中性脂肪を下げるはたらきがあります．HDLコレステロール低値は中性脂肪（トリグリセライド）高値と関連することがあり，**食事**や**運動**，**禁煙**が有効です．人によっては薬物療法が有効または必須である場合がありますので，かかりつけ医に確認しましょう．

糖尿病

糖尿病とは，膵臓から分泌されるインスリンが十分に働かないために，血液中のグルコース値（血糖値）が上昇する病気で，原因は複数

表5　疾患に合わせた摂取量の調節

疾患	炭水化物	脂質	たんぱく質	水	塩分
健康な人のエネルギー比	40～60%	20～30%	13～20%	—	—
糖尿病	→/↓	↓	→/↓	↑	↓
高血圧	→	→	→	↑	↓
心疾患	→	→/↓	→	↓	↓
脂質異常症	→/↑	↓	→	↑	→/↓
慢性腎臓病	→/↑	→/↑	→/↓	→	↓

↑：健康な人より増やす，↓：健康な人より減らす．
病気の状態や併存する疾患の有無によっても変わるため，かかりつけ医の指示に従って調整を行う．

あります．血糖が高い状態，すなわち高血糖が継続すると，血管障害をきたし，慢性合併症（腎症，網膜症，神経症，大血管障害など）に至るため，自覚症状がない時期から早めに対応することが望まれます．

いずれのタイプの糖尿病でも，**食事療法**と**運動療法**が治療の基本となります．ポイントとしては，①合併症を考慮しながら食事療法をすすめる，②総エネルギーのうち炭水化物の割合を40～60%，たんぱく質の割合を20%とし，脂質が25%を超えるときは多価不飽和脂肪酸を増やすなど脂肪酸の構成に配慮する，③目標体重をもとにエネルギー量を勘案し1日3食規則的に食べる，④とくに高齢者ではフレイルやサルコペニアの発症予防・進展抑制を心がけることがあげられます．

慢性腎臓病

慢性腎臓病の診断基準は，各種検査にて腎臓に障害が認められる（0.15 g/gCr以上の蛋白尿または30 mg/gCr以上のアルブミン尿がある），かつ/または，糸球体濾過量（GFR）が60 mL/分/1.73 m²である状態が3ヵ月以上，慢性に継続することです．食塩やたんぱく質のとり過ぎ，またはエネルギーの過不足により腎機能が低下するため，食事の見直しはとても大切です．慢性腎臓病は，腎機能によりステージ分類がなされており，ステージ分類に基づき栄養摂取基準が設定されています．

エネルギー量

- 1日当たり25～35 kcal/kg（標準体重）

たんぱく質量

- ステージG3a：1日当たり0.8～1.0 g/kg
- ステージG3b：1日当たり0.6～0.8 g/kg
- 糖尿病性腎症などでステージG4以降：1日当たり0.6～0.8 g/kg

※フレイルを予防するために十分なエネルギーをとる必要がある

ミネラルなど

- 食塩：6 g/日未満
- カリウム：ステージG3aまでは制限なし，ステージG3bでは1日当たり2,000 mg以下，G4～G5では1,500 mg以下
- 血清リン値：基準値内に保つようにする

骨粗鬆症

骨粗鬆症とは，骨に含まれるミネラルの量（骨量）が減って骨の強度が弱くなり，骨折しやすくなる病気です．日本では1,000万人以上が罹患しているとされており，男性に比べ女性で多く認

められます．女性の場合，骨密度は18歳でピークに達し，40代半ばまでは一定を維持しますが，50歳から低下していきます．原因として，女性ホルモンの分泌量減少，腸管でのカルシウム吸収の低下，カルシウムの吸収を助けるビタミンDの作用低下があげられ，とくに高齢者で骨粗鬆症の罹患率は高くなります．したがって，若いときから骨の健康を保つことが大切です．

栄養素では，骨の構造を鉄筋コンクリートに例えると，鉄筋に相当する**コラーゲン**と，コンクリートに相当する**カルシウム**が重要となります．そのため，バランスよく食事すること，たんぱく質摂取量が不足しないようにすることが基本です．カルシウムは，それだけでは体内に吸収されにくいため，カルシウムの吸収を促進する**ビタミンD**，骨へのカルシウムの取り込みを助ける**ビタミンK**，骨芽細胞に働きかけ骨に入るカルシウム量を調整する**マグネシウム**が必要であり，さらに，骨のコラーゲンの劣化を防ぐ**ビタミン**B_6，**ビタミン**B_{12}，**葉酸**も過不足なく摂取することがポイントです．一方，食塩，カフェイン，アルコール，リンは，カルシウムの吸収を阻害するため控えましょう．リンが多く含まれているには，インスタント食品，スナック菓子，加工食品などがあります．

column

野菜ピューレはいろいろSDGs

SDGs（Sustainable Development Goals）は，日本語では「持続可能な開発目標」と訳されます．2001年に策定された「ミレニアム開発目標（MDGs）」の後継として，2015年9月の国連サミットで加盟国の全会一致で採択された国際目標です．これらは，「持続可能な開発のための2030アジェンダ」に記載された，2030年までに持続可能でよりよい世界を目指すためのもので，17のゴール・169のターゲットから構成され，地球上の「誰一人取り残さない（leave no one behind）」ことを誓っています．

野菜ピューレ（p.30～35）は野菜のすべてを使用するため，廃棄物を減らし，食品ロスを軽減できるだけでなく，栄養素を限りなく利用できるメリットがあります．そのため，SDGsの目標のなかでは，12番目の「つくる責任，つかう責任」と3番目の「すべての人に健康と福祉」に貢献できます．また，野菜ピューレを使ってカレーライスや肉料理，中華料理をつくると，お皿を洗うときの油分がすぐにとれるため，節水と洗剤の節約になります．その意味では，6番目の「安全な水とトイレを世界中に」の目標にも貢献できます．健康増進に心がけながら，みんなで社会に貢献しましょう．

part2

はじめてみよう！
ベジレシピ

レシピと栄養解析の見方

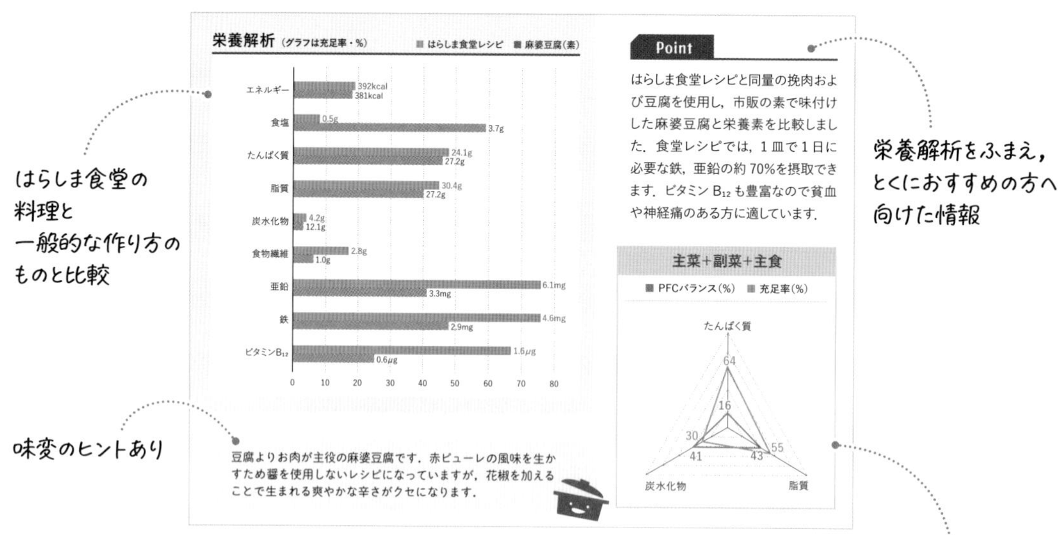

お肉レシピ・お魚レシピ・カレー（p.36～53）には，主菜＋副菜＋主食をあわせたPFCバランスと充足率のレーダーチャートをのせました．

栄養解析の見方

栄養解析の充足率は，各レシピ1人分当たりの，または，主菜+副菜+主食を合わせた1人分当たりの「摂取中央値÷食事摂取基準値×100」を表しています．栄養素ごとに，1日に必要とされる量に対してどれくらい摂取しているのか判断するためのめやすです．食事摂取基準値については，厚生労働省「日本人の食事摂取基準」（2020年版）が示す30～49歳で身体活動レベルII（詳しくはp.3，**表1**）の女性での基準値に基づき計算しています．ただし，食塩に関しては充足率を満たす必要はありません．また，たんぱく質，脂質，炭水化物，エネルギー量，脂溶性ビタミンなどは充足率が大きく超えないようにしましょう．

PFCバランスとは，エネルギー産生栄養素である，たんぱく質（P：protein），脂質（F：fat）および炭水化物（C：carbohydrate）の摂取比率です．理想的な比率は，P：15～20%，F：20～30%，C：40～60%とされています．今回は，主菜+副菜+主食を食べたときのPFCバランスを充足率とともにレーダーチャートでお示ししています．

すべてのメニューに共通した特徴

減塩である！	追加の材料が少なくても栄養バランスが整う！	シンプルで少ない工程，短い時間でつくれる！	見た目に美しく，おいしい

小児から大人まですべての年齢の方に，また健康な方から，高血圧や腎機能低下など疾患があり加療中の方，妊娠中や授乳中の方，フレイル・サルコペニア予防をしたい方，体重をコントロールしたい方まで，さまざまな目的をもった方に安心して食べていただくことができます．

3色ピューレの栄養

3色野菜ピューレの特徴

赤 栄養素が均等に含まれているため，バランスよく栄養を摂りたい方におすすめです．また，カリウムが少なめなので腎機能が気になる方にもおすすめです． （作り方は→p.30）

緑 食物繊維，ビタミンK，葉酸，ビタミンCが多く，骨粗鬆症が気になる方，妊婦さん，便秘が気になる方，動脈硬化や老化を予防したい方におすすめです． （作り方は→p.32）

黄 糖質がやや多く，すぐにエネルギー補給したい方や，皮膚や粘膜の維持に関わるビタミンAが多いため肌の健康を保ちたい方にもおすすめです． （作り方は→p.34）

野菜ピューレは，それぞれ単独で用いてもよいですし，組み合わせて用いることでより栄養価を高めることもできます．

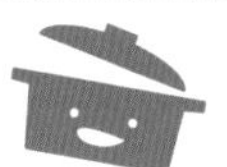

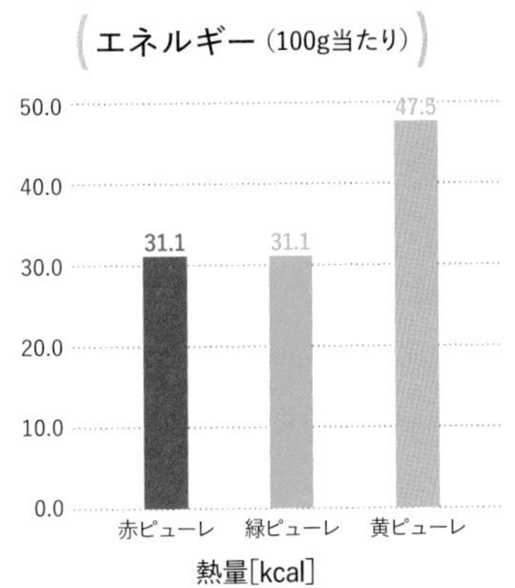

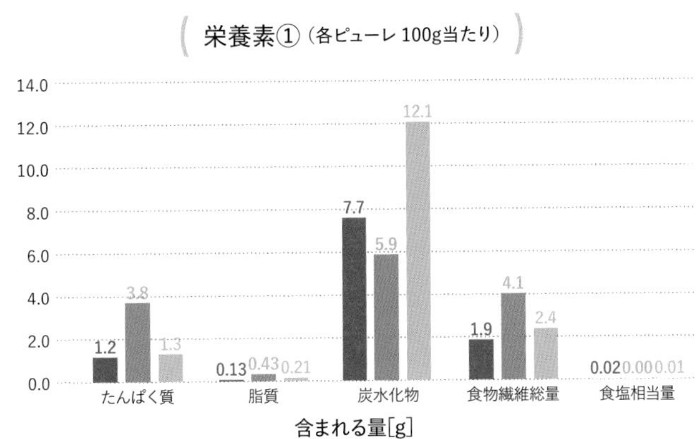

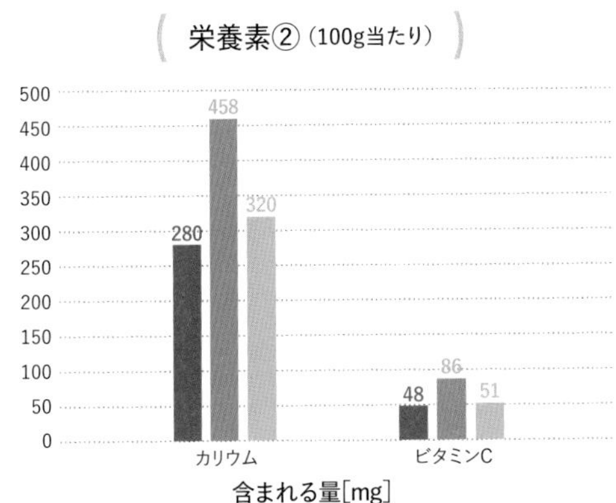

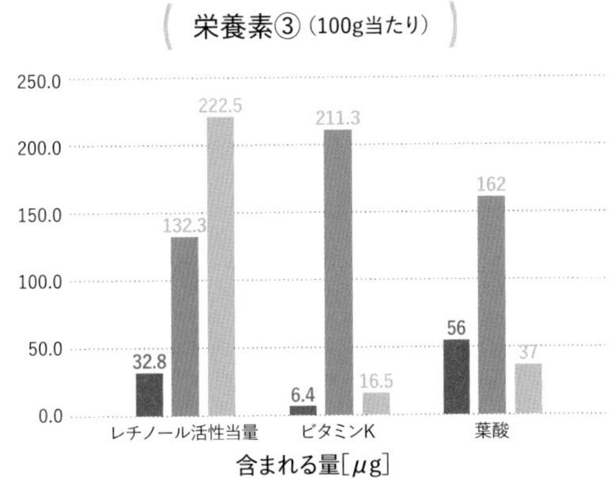

(赤) 赤色・野菜ピューレの作り方

[材料：できあがり 2,400g分]

トマト…850g
赤パプリカ…450g
赤玉ねぎ…500g
ビーツ…500g
赤キャベツ…300g
水…600mL

使用圧力鍋【SEB 6L】

味の特徴
- まろやかな酸味

素材がもつ栄養素

赤パプリカ
▶ビタミンC ▶βカロテン
▶ビタミンE ▶ピラジン
▶カプサイシン

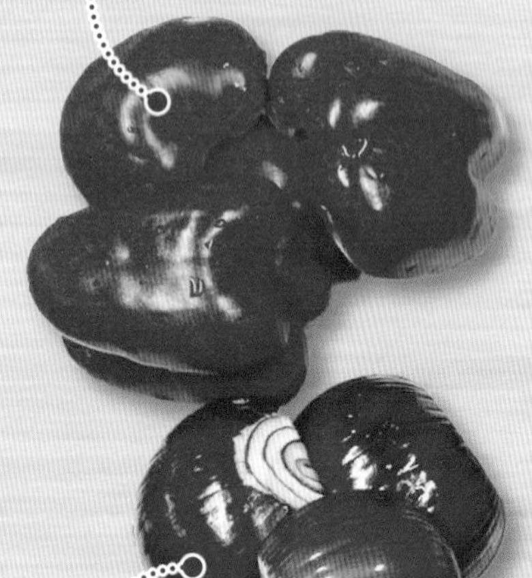

ビーツ
▶ベタシアニン
▶鉄 ▶カリウム
▶食物繊維 ▶葉酸

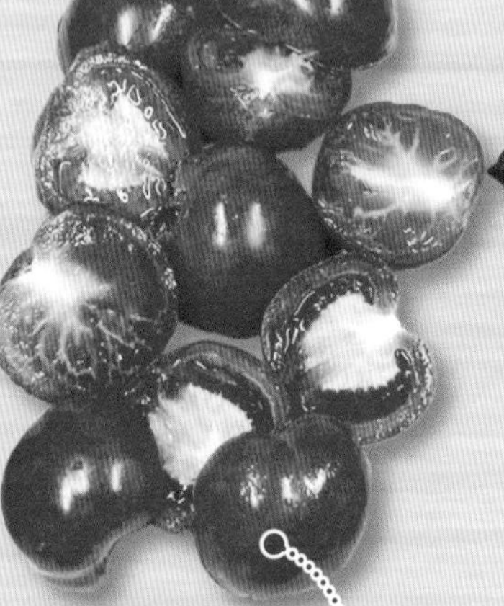

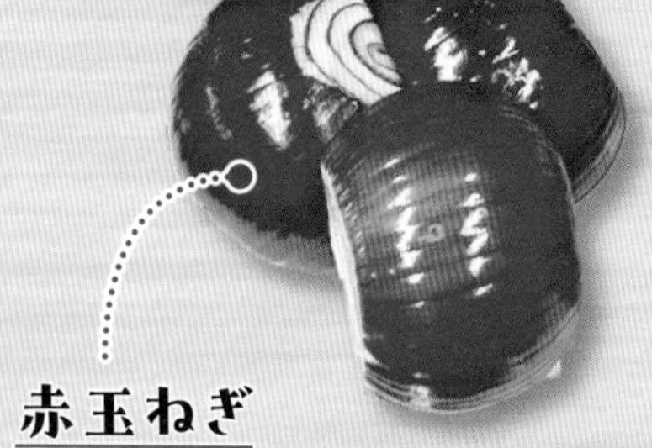

赤玉ねぎ
▶ケルセチン
▶アントシアニン
▶カリウム
▶糖質

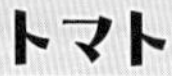

トマト
▶リコピン ▶βカロテン ▶ビタミンC
▶カリウム ▶クエン酸 ▶ペルオキシダーゼ
▶グルタミン酸 ▶アスパラギン酸

赤キャベツ
▶ビタミンU ▶ビタミンC
▶ビタミンK
▶イソチオシアネート

赤ピューレの特徴

βカロテン，ビタミンC，ビタミンEに加え，トマトのリコピン，各野菜の含むポリフェノール（ケルセチン，アントシアニン，ベタシアニンなど）など抗酸化作用のある成分を多く含んでいます．これらの抗酸化物質は，体内の活性酸素を取り除き，わたしたちの体が酸化されるのを防ぐはたらきがあります．

赤色による効果

元気になる
やる気がおきる
活力アップ

［作り方］

1

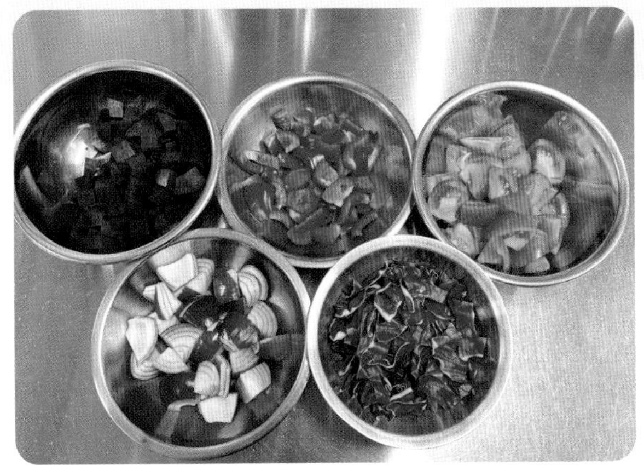

野菜を切る．

2

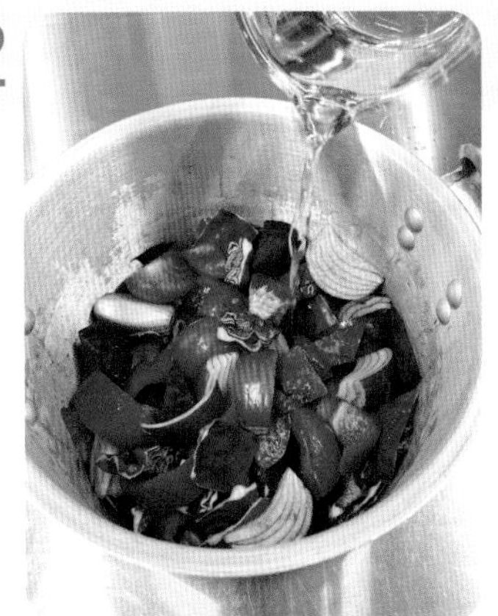

カットした野菜と水を圧力鍋に入れる．

3

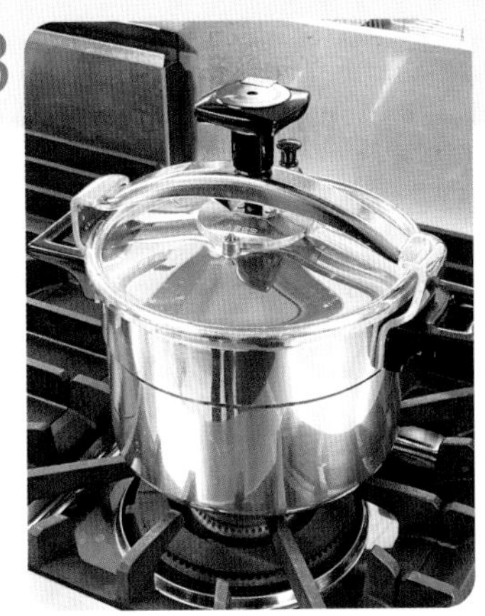

しっかり蓋をして火にかける．15分★経ったら火を止め，そのまま触らず15分放置．

4

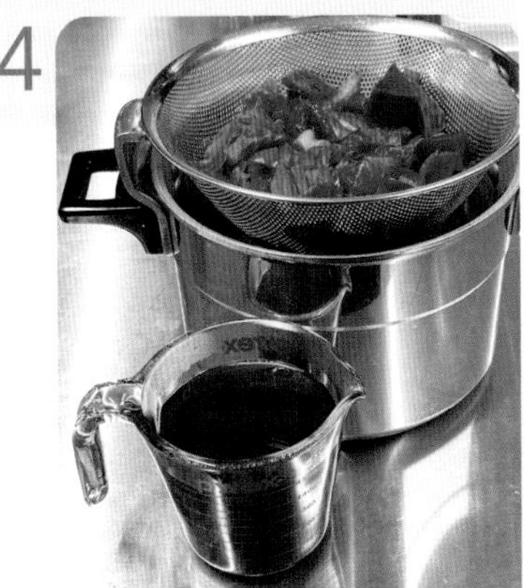

蒸気を出し切ったら蓋を開け，ザル付きとセットのボウルにあけ，野菜と水分を分ける．

＼完成／

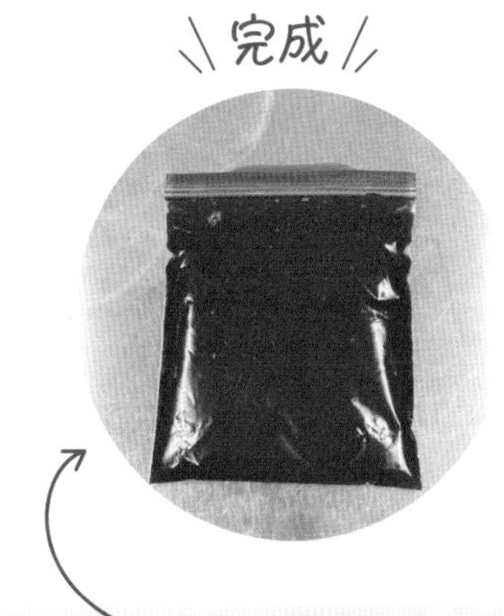

5

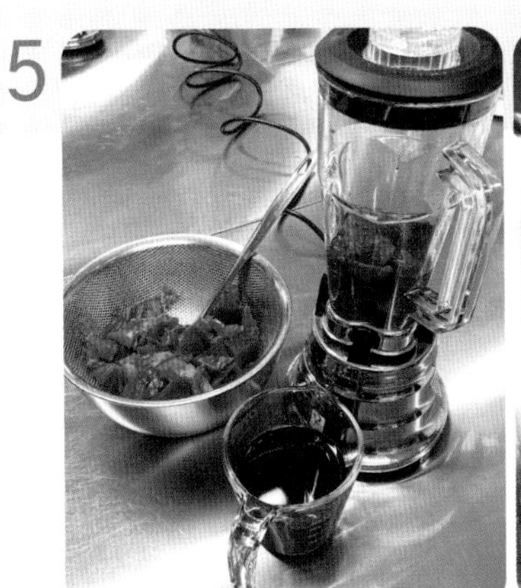

粗熱がとれたら，野菜から出た水分だけを使用して，2～3回に分けて，ミキサーでピューレ状にしていく．

6

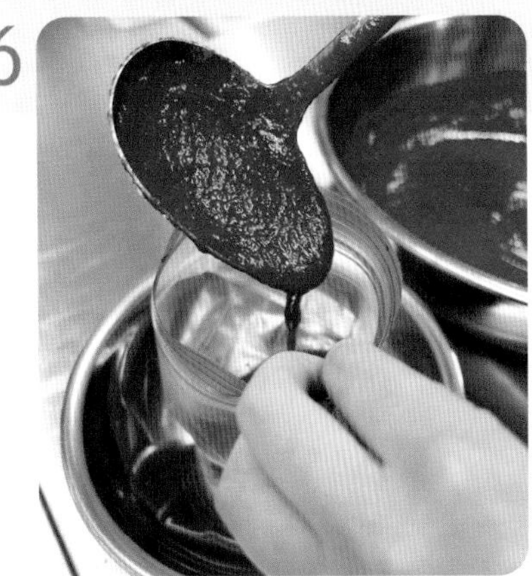

専用の容器または袋に入れ冷蔵または冷凍にて保存．家庭用冷蔵庫であれば，賞味期間は冷蔵で2～3日，冷凍であれば60日ほど．

★ 使用する圧力鍋によって，各材料の使用量を調節する（半量で使用する）ほか，加熱時間を調整してください．

緑 緑色・野菜ピューレの作り方

［材料：できあがり 2,400g分］

ブロッコリー…1,100g
アスパラガス…200g
ズッキーニ…700g
パセリ…200g
しそ…50g
青ネギ…350g
水…600mL

使用圧力鍋【SEB 6L】

味の特徴
● 爽やかな うま味

素材がもつ栄養素

ブロッコリー
▶βカロテン ▶ビタミンC
▶スルフォラファン
▶カリウム ▶鉄 ▶クロム
▶ルテイン

パセリ
▶βカロテン ▶ビタミンC
▶カルシウム ▶ビタミンK ▶鉄
香り成分：▶アピオール
▶ピネン
▶ミリスティシン

ズッキーニ
▶カリウム
▶βカロテン
▶ビタミンC
▶食物繊維

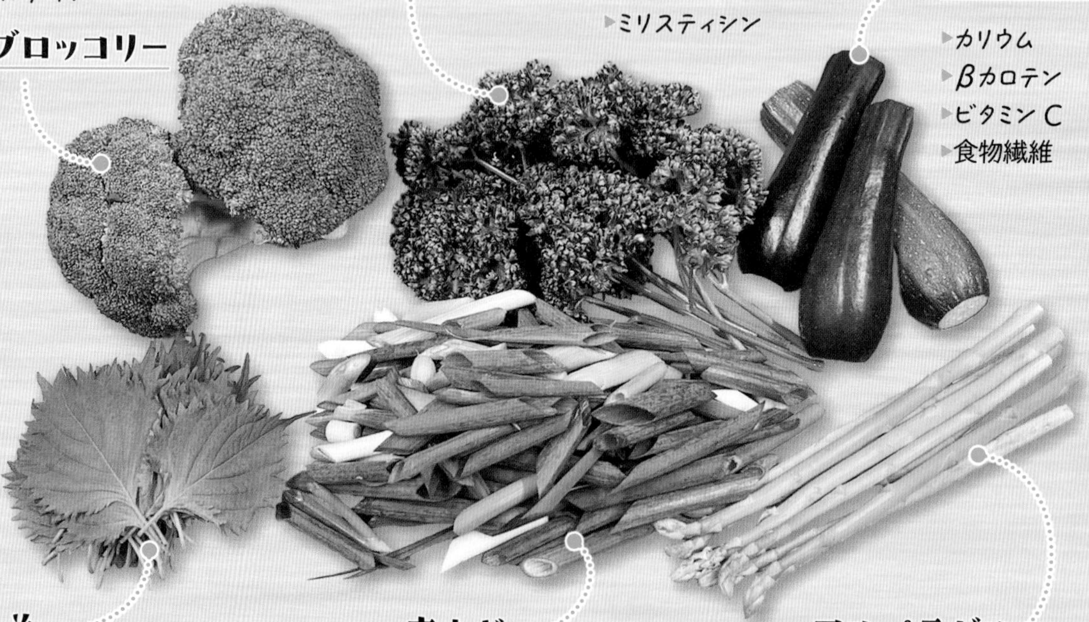

しそ
▶ペリルアルデヒド
▶ロズマリン酸 ▶βカロテン
▶ビタミン B_2 ▶カルシウム

青ネギ
▶硫化アリル ▶βカロテン
▶カルシウム ▶ビタミンK
▶葉酸

アスパラガス
▶βカロテン ▶ビタミンC
▶カリウム ▶葉酸
▶アスパラギン酸 ▶ルチン

緑ピューレの特徴

パセリ，しそ，青ネギを大量に使用しているため，ビタミン・ミネラルが非常に豊富で栄養価の高いピューレです．青ネギに含まれる硫化アリルはビタミン B_1 の効果を持続させる，抗菌作用および抗酸化作用，血栓予防効果などが期待できます．

緑色による効果

心身のバランスを整えてリラックスさせる，癒やし

［作り方］

1

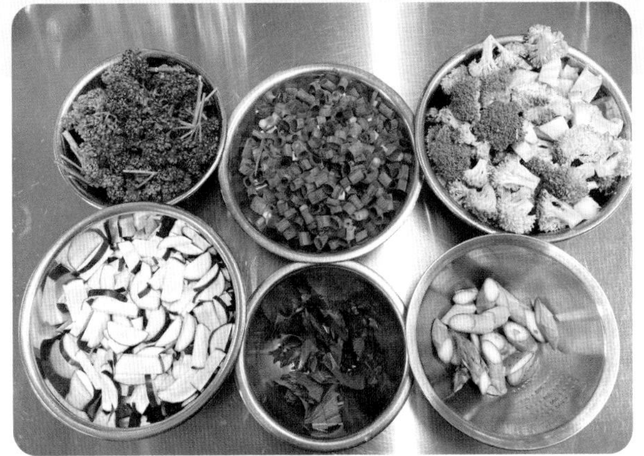

野菜を切る．

2

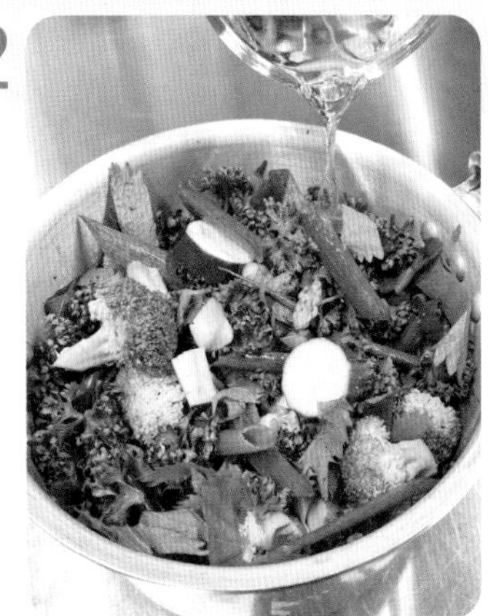

カットした野菜と水を圧力鍋に入れる．

3

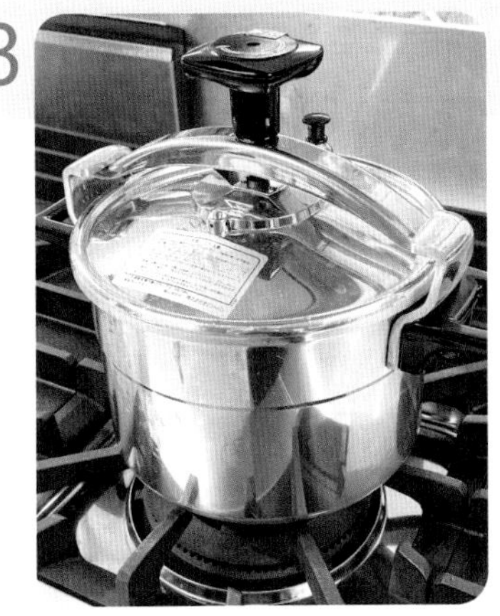

しっかり蓋をして火にかける．15分★経ったら火を止め，そのまま触らず15分放置．

4

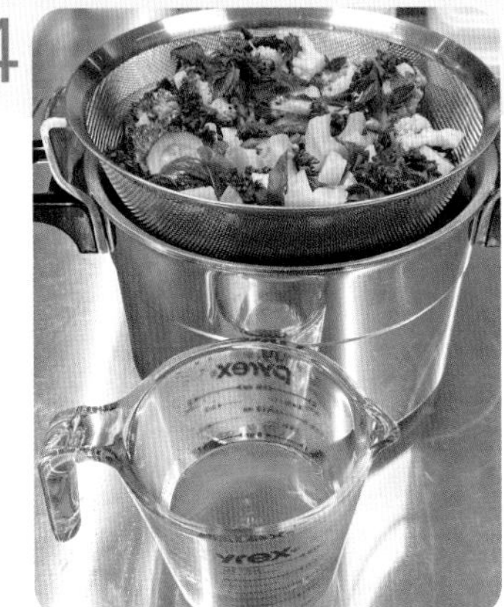

蒸気を出し切ったら蓋を開け，ザル付きとセットのボウルにあけ，野菜と水分を分ける．

5

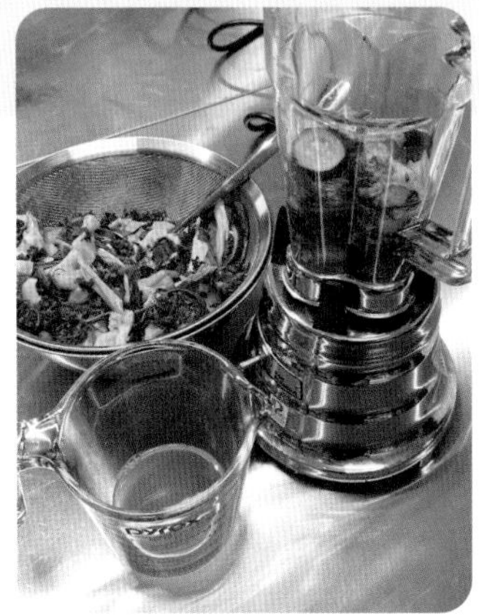

粗熱がとれたら，野菜から出た水分だけを使用して，2〜3回に分けて，ミキサーでピューレ状にしていく．

6

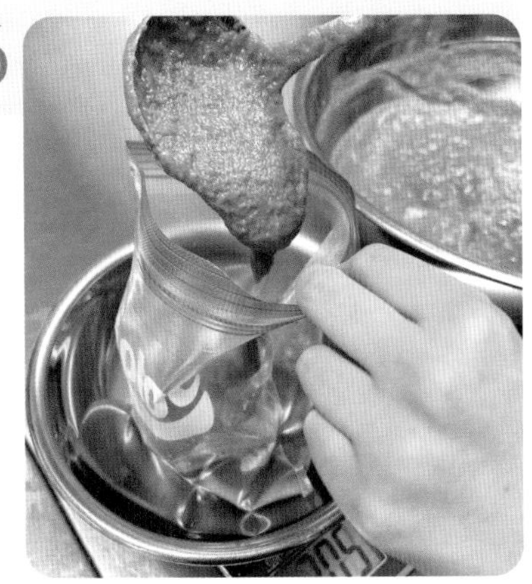

専用の容器または袋に入れ冷蔵または冷凍にて保存．家庭用冷蔵庫であれば，賞味期間は冷蔵で2〜3日，冷凍であれば60日ほど．

＼完成／

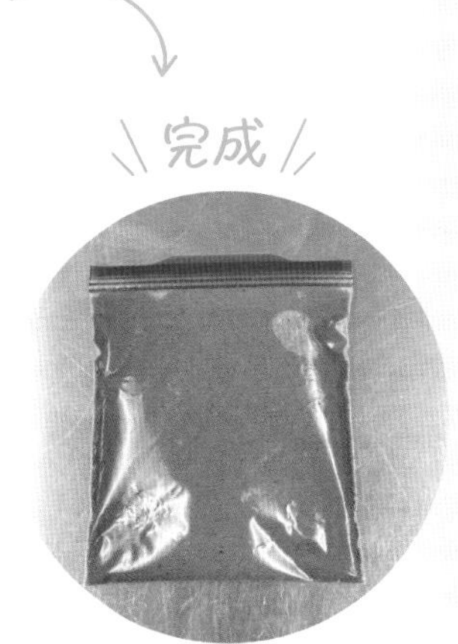

はらしま食堂では，色味も考慮し，緑ピューレのみ圧力を弱めにし，他のピューレに比べてなめらかさよりも香味野菜らしい繊維を感じられるよう仕上げています．お好みによっては他のピューレと同じ時間で圧力をかけると，やや深い緑になりますが，なめらかな仕上がりとなります．

★ 使用する圧力鍋によって，各材料の使用量を調節する（半量で使用する）ほか，加熱時間を調整してください．

黄 黄色・野菜ピューレの作り方

［材料：できあがり 2,400g分］

かぼちゃ…800g
黄パプリカ…500g
玉ねぎ…600g
ニンジン…350g
黄ズッキーニ…350g
水…600mL

使用圧力鍋【SEB 6L】

味の特徴

- 優しい甘さ
- 子どもにも好まれる味

素材がもつ栄養素

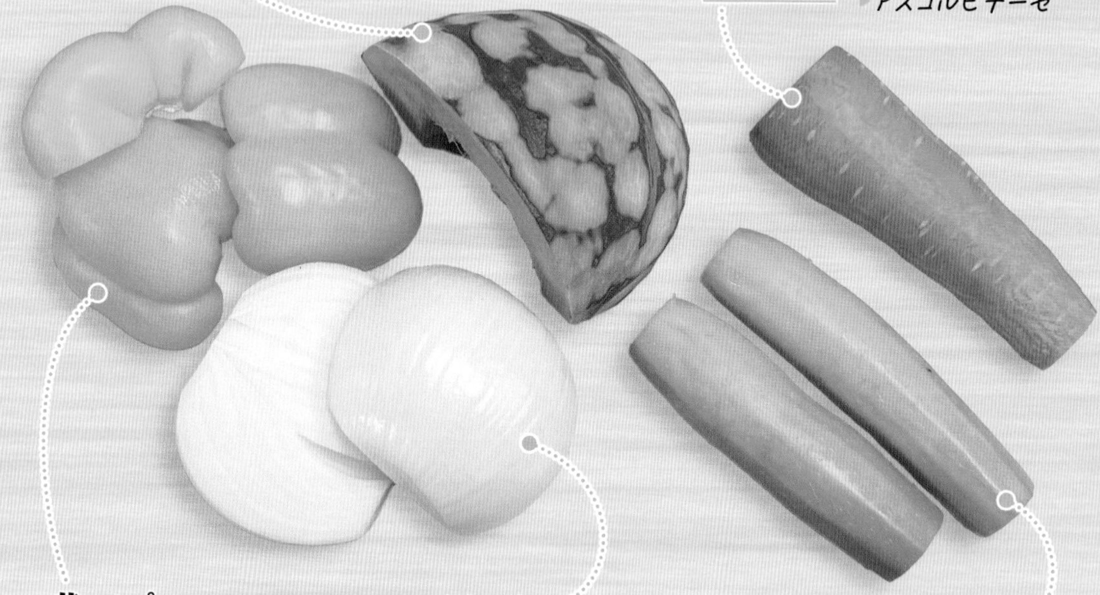

かぼちゃ
βカロテン　ビタミンC　ビタミンE　カリウム　食物繊維

ニンジン
βカロテン　リコピン　アスコルビナーゼ

黄パプリカ
ビタミンC　βカロテン　ビタミンE　ピラジン

玉ねぎ
ケルセチン　アントシアニン　カリウム　糖質

黄ズッキーニ
カリウム　βカロテン　ビタミンC　食物繊維

黄ピューレの特徴

三大抗酸化ビタミンといわれる，ビタミンA，C，Eを豊富に含みます．眼や皮膚・粘膜の状態を健康的に保ち，血管を強くする，動脈硬化を予防する，日焼けを防ぐ，免疫力を高める，老化を防止する効果が期待できます．

黄色による効果

知性を高める

心の不安をやわらげる

［作り方］

1

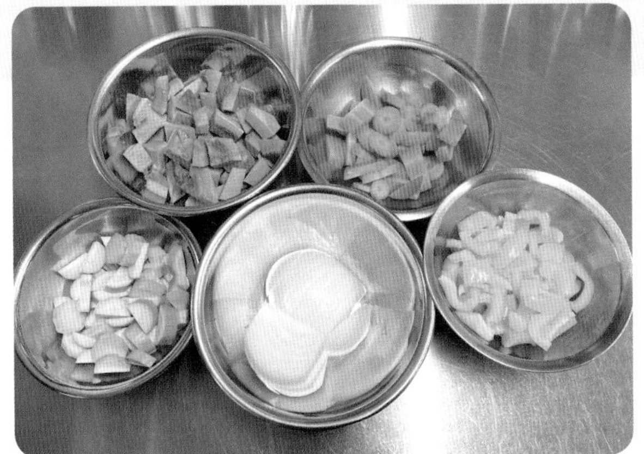

野菜を切る．

2

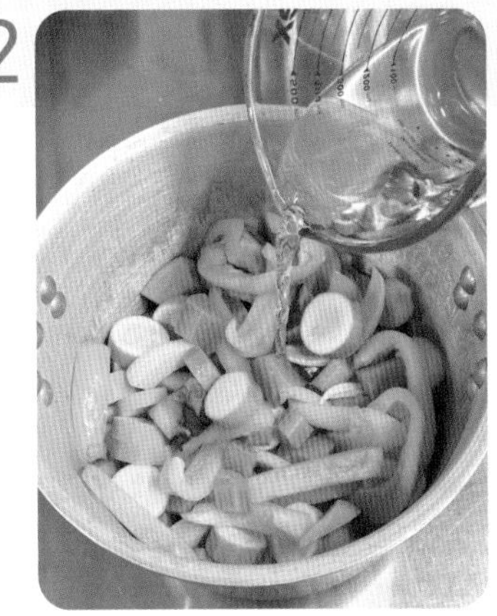

カットした野菜と水を圧力鍋に入れる．

3

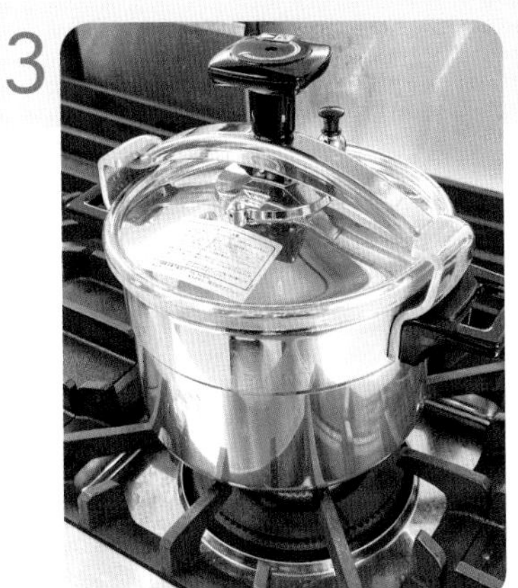

しっかり蓋をして火にかける．15分★経ったら火を止め，そのまま触らず15分放置．

4

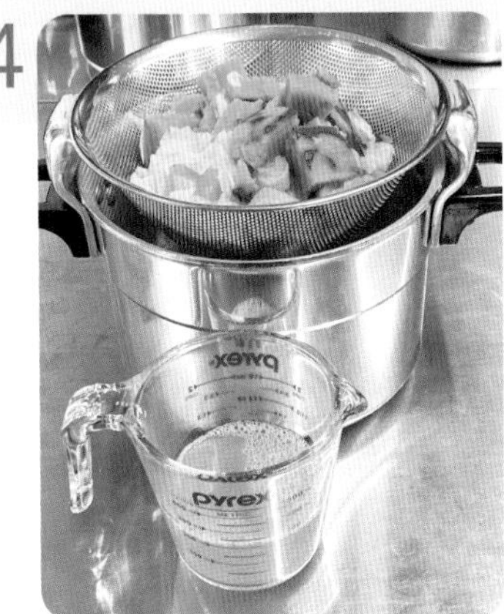

蒸気を出し切ったら蓋を開け，ザル付きとセットのボウルにあけ，野菜と水分を分ける．

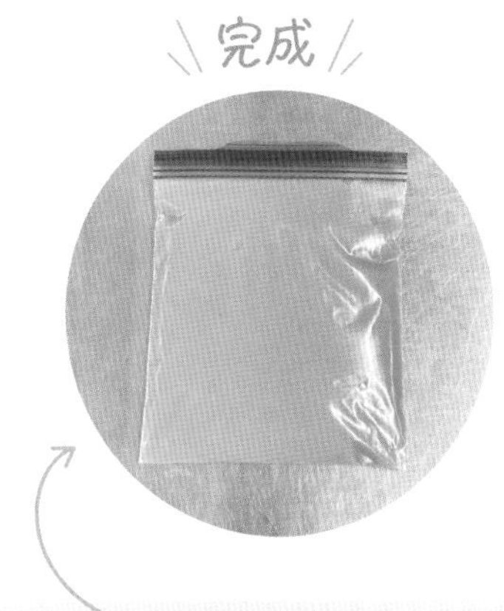

5

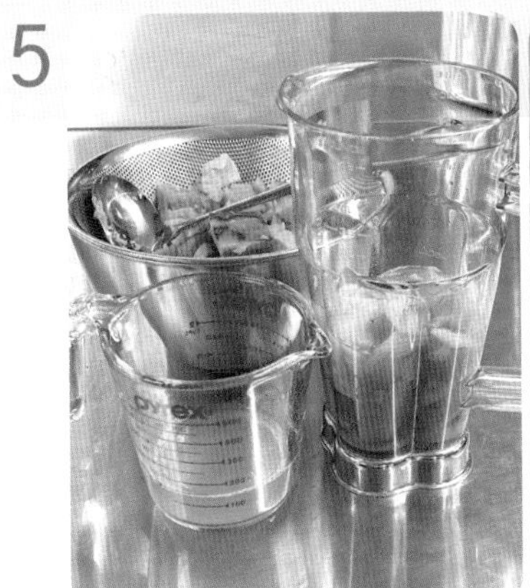

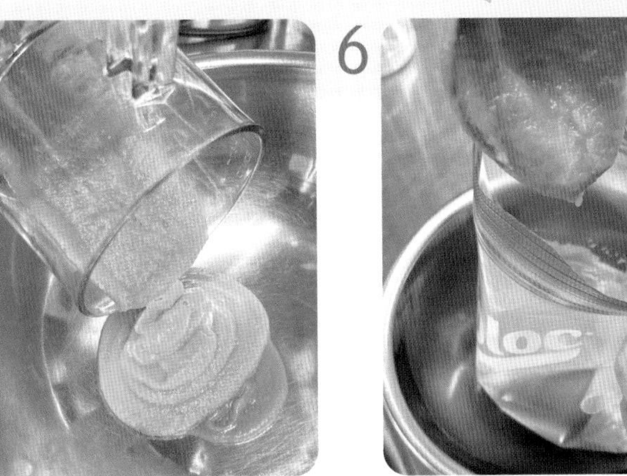

粗熱がとれたら，野菜から出た水分だけを使用して，2〜3回に分けて，ミキサーでピューレ状にしていく．

6

専用の容器または袋に入れ冷蔵または冷凍にて保存．家庭用冷蔵庫であれば，賞味期間は冷蔵で2〜3日，冷凍であれば60日ほど．

★ 使用する圧力鍋によって，各材料の使用量を調節する（半量で使用する）ほか，加熱時間を調整してください．

赤 麻婆豆腐

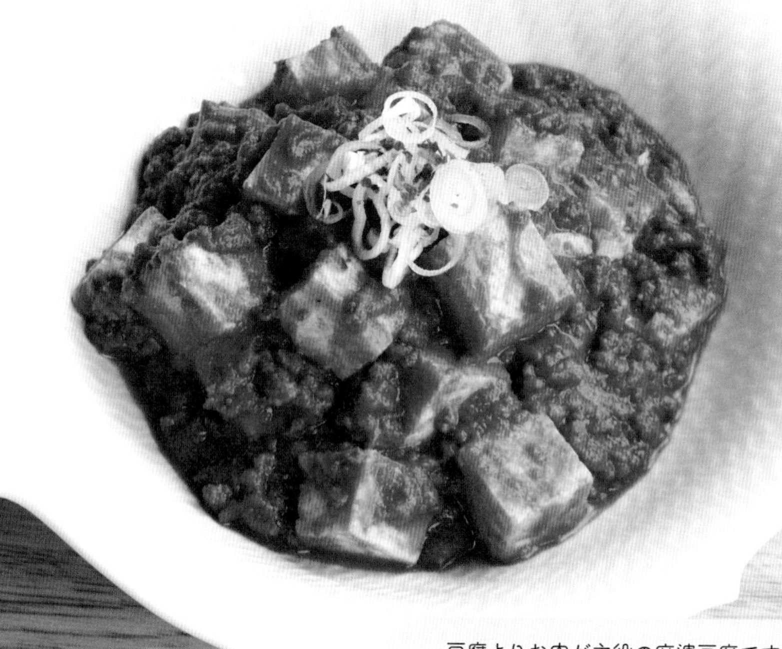

[材料：2人分]

牛挽肉…200g
木綿豆腐(絹豆腐でも可)
…半丁(150g程度)
ゴマ油(またはラー油)…10g
赤唐辛子…3〜4本
刻みネギ…2g
花椒(ホール：黒い種は取り除く)
…少々
スパイス(クミン，カルダモン，
ナツメグ，コリアンダーを同量
混ぜたもの)…3g

Ⓐ 麻婆ソース
(以下混ぜ合わせておく)
赤ピューレ…120g
白味噌…10g
パプリカ粉…5g

豆腐よりお肉が主役の麻婆豆腐です．赤ピューレの風味を生かすため醤を使用しないレシピになっていますが，花椒を加えることで生まれる爽やかな辛さがクセになります．

[作り方]

1
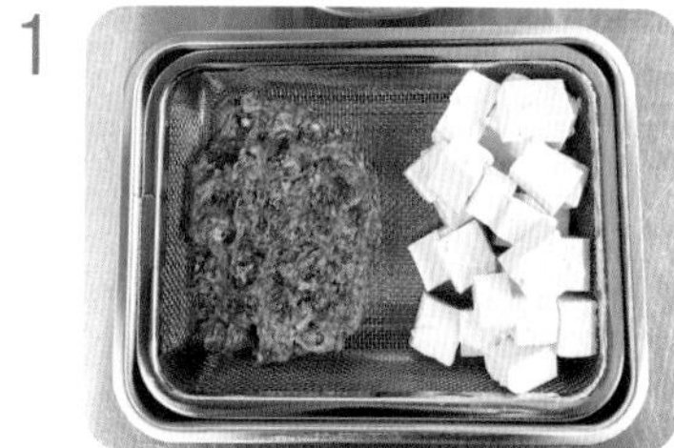
牛挽肉にスパイスを混ぜ込む．
豆腐は水切りし，2cmの角切りにしておく．

2
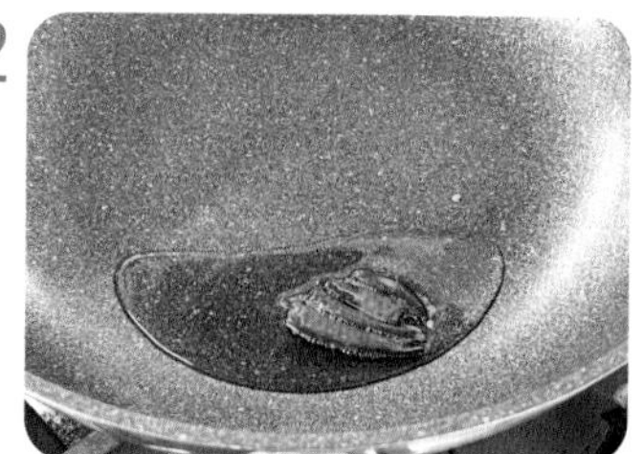
中華鍋か深めのフライパンにゴマ油と唐辛子を入れ弱火からゆっくりと炒めていき，ゴマ油に辛みを移していく★1．

3
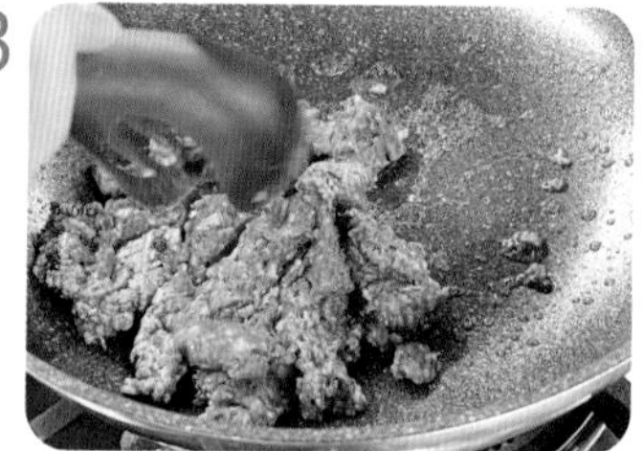
唐辛子を取り出し★2，花椒を入れ香りがしてきたら中火にして1で準備した肉を炒める．

4
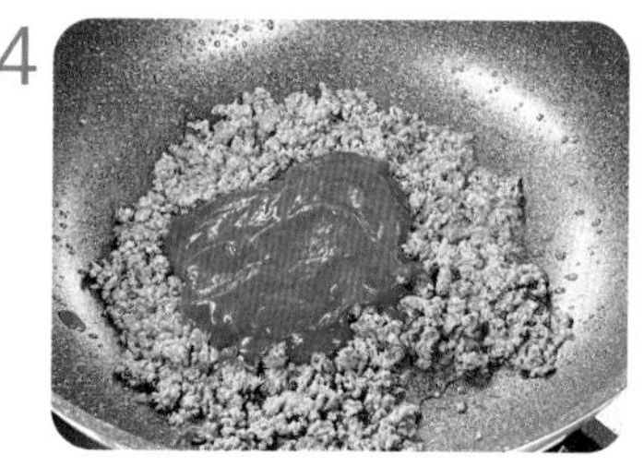
肉に火が通ったらⒶを加え溶かし込む．

5
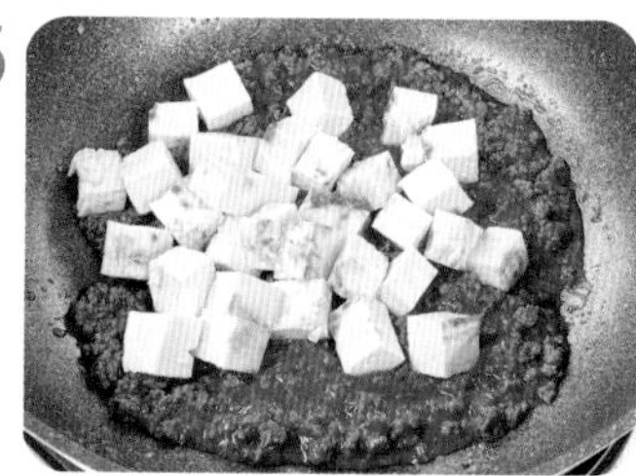
角切りにした豆腐を入れ煮詰めていく．

6
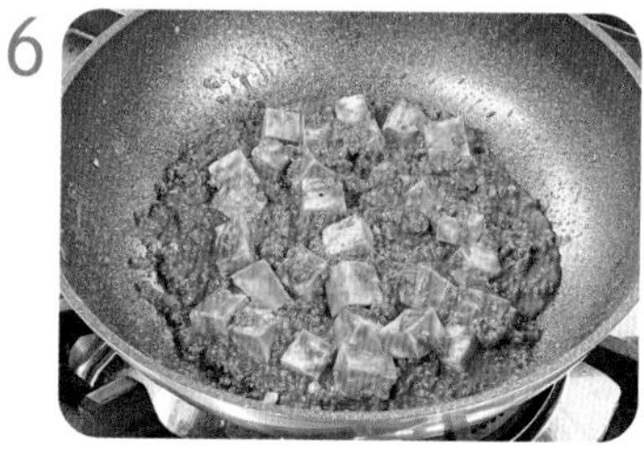
お好みの味の濃さまで煮詰め，皿に盛り，刻みネギを散らせば完成．

★1 これでマイルドな自家製ラー油ができます．既成品のラー油を使って唐辛子を炒めていくとよりパンチのある辛さになります．
★2 取り出した唐辛子は細かく刻んで薬味として使えます．辛味がお好きな方はぜひ．

栄養解析（グラフは充足率・%） ▒ はらしま食堂レシピ ■ 麻婆豆腐（市販の素使用）

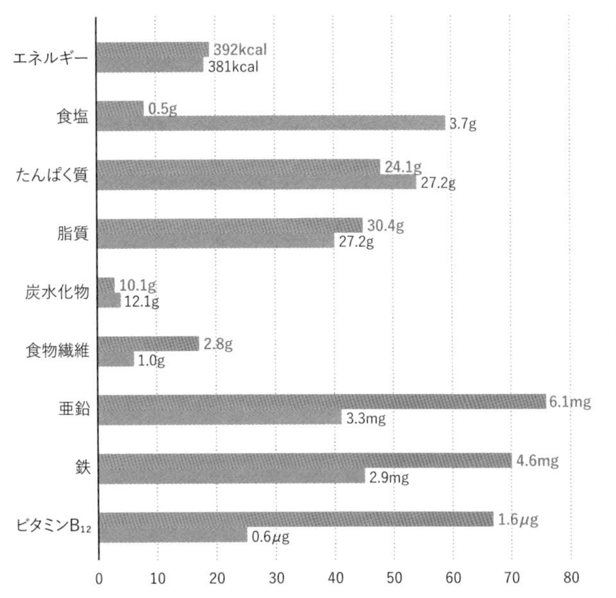

Point

はらしま食堂レシピと同量の挽肉および豆腐を使用し，市販の素で味付けした麻婆豆腐と栄養素を比較しました．食堂レシピでは，1皿で1日に必要な鉄，亜鉛の約70%を摂取できます．ビタミンB_{12}も豊富なので貧血や神経痛のある方に適しています．

主菜＋副菜＋主食

■ PFCバランス（%） ▒ 充足率（%）

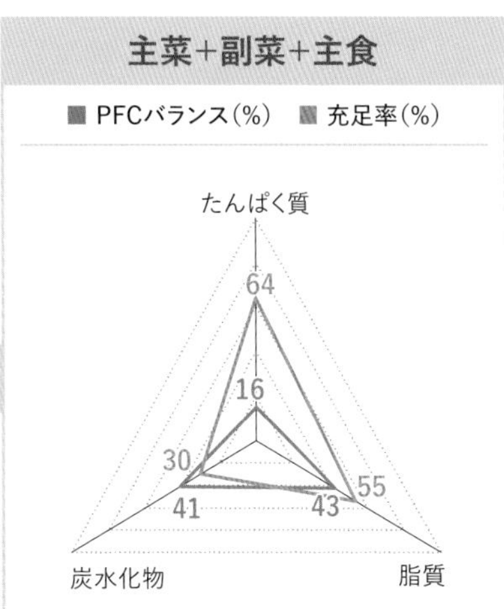

一緒に食べてバランスアップメニュー

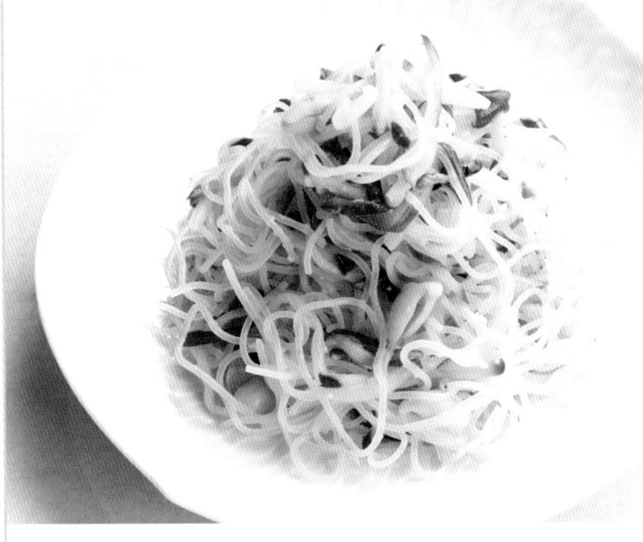

副菜　春雨とキクラゲの冷菜

［作り方］

春雨はゆでて冷水にさらし水気を切り，湯通ししてから細かく刻んだ生キクラゲ，千切りきゅうり，ゆで豆モヤシをあわせダレⒶと和えて冷蔵庫でしっかり冷して完成．

［材料：4人分］

春雨（乾燥）…50g
生キクラゲ…50g
きゅうり…1/2本（ふつう60g）
ゆで豆もやし…60g

Ⓐ あわせダレ
お好みの酢…30g
ピーナッツバター（無砂糖）…20g
しょうゆ…5mL（小さじ1）
メープルシロップ…3g

味付けが足りないときは，市販のめんつゆを少量入れるのがおすすめです．

主食　玄米ご飯　1人分約150g

緑 豚肉のグリーンソース炒め

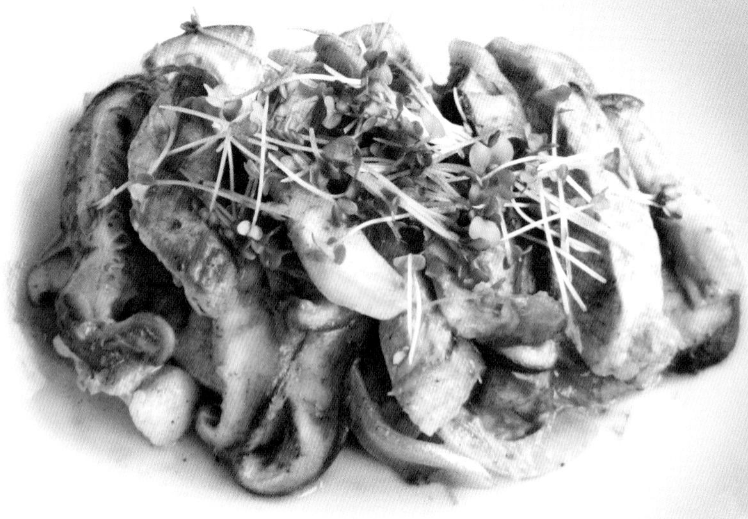

[材料：2人分]

豚ロース肉…2枚(250g程度)
椎茸…大きめなら1~2個(120～150g程度)
エリンギ…1袋(100g程度)
玉ねぎ…1/4個(中50g)
オリーブ油…5g
スパイス…3g(タイム，セージ，ベイリーブス，フェネグリーク，フェンネルを同量混ぜたもの)

Ⓐ **グリーンソース**
(以下混ぜ合わせておく)
緑ピューレ…100g
マヨネーズ…15g
しょうゆ…小さじ1

[作り方]

1
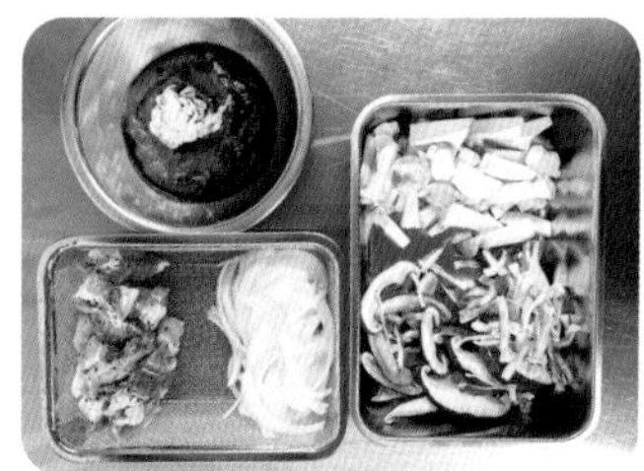
豚ロース肉は1～1.5cmほどの短冊切りにし，スパイスを混ぜ込んでおく．椎茸についた汚れやほこりはキッチンペーパーなどでふき取り，傘は薄切り，軸は石づきの部分を切り落とし手で裂く．エリンギは縦に薄切り，玉ねぎはスライスしておく．

2
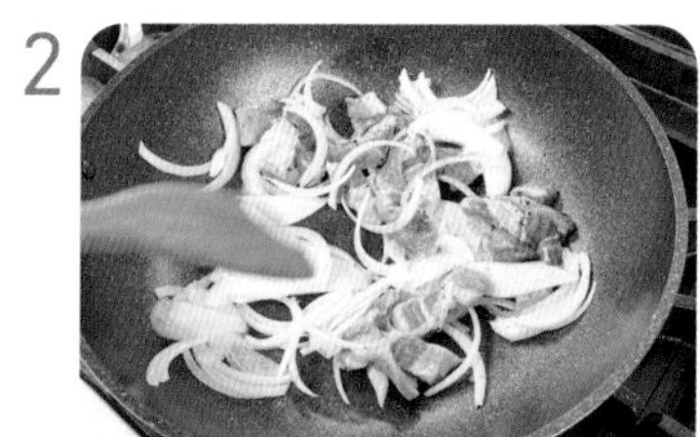
フライパンにオリーブ油を引き，中火で玉ねぎと豚肉を炒める．

市販のマヨネーズを使用します．マヨネーズのコクとしょうゆの香ばしさで，ご飯がすすむ一品です．アクセントで多めの黒胡椒や，一味や七味をかけても美味しいです．

3
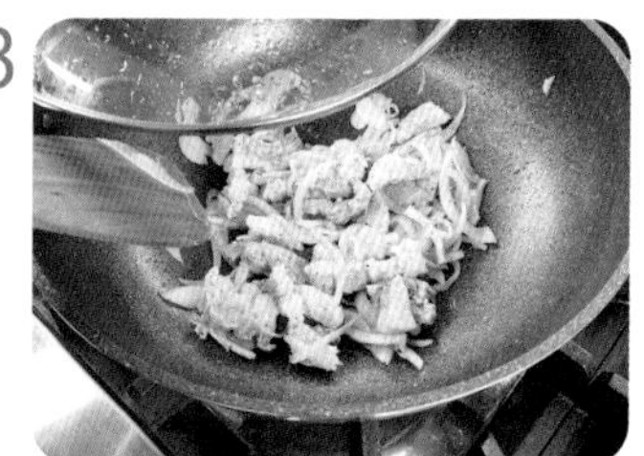
ある程度火が通ったら，椎茸の軸を入れ弱火にして蓋をし，30秒ほど蒸し焼きにする．

4
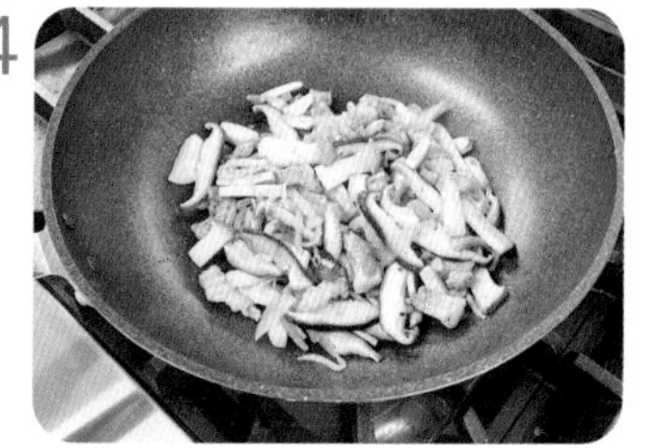
椎茸の傘とエリンギを入れ，強火で香ばしく焼き上げる．

5
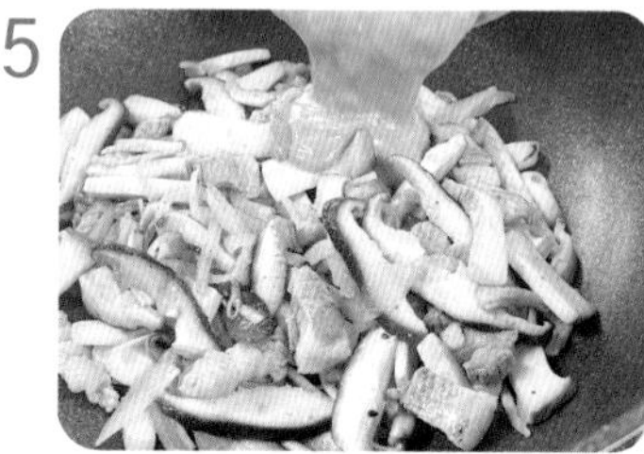
Ⓐを入れ，焦げつかないよう混ぜながら水気を飛ばし，からめていく．

★ 完成後は皿に盛り，カイワレやスプラウトなどを乗せると彩りがよくなります．

栄養解析（グラフは充足率・%）

■ はらしま食堂レシピ ■ 豚肉生姜焼き

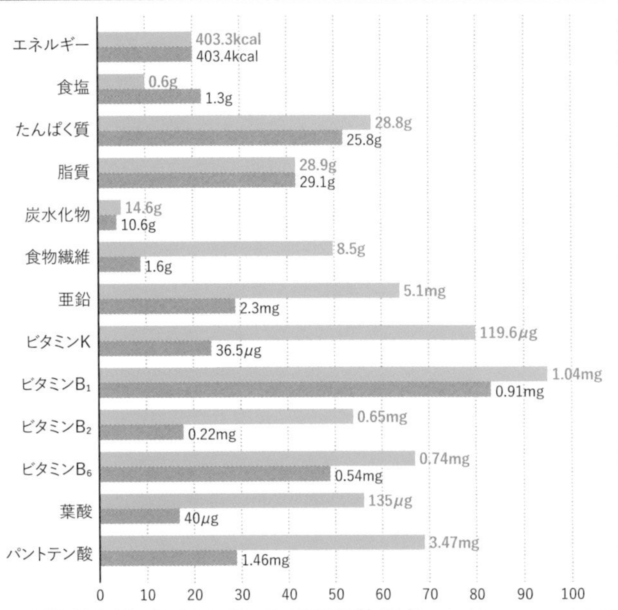

Point

豚肉の生姜焼き（玉ねぎ入り，付け合わせ：キャベツ，トマト）と栄養素を比較しました．はらしま食堂レシピでは，きのこ類を組み合わせることで，食物繊維と亜鉛が豊富にとれます．また，ビタミンB_1，ビタミンB_2，ビタミンB_6も豊富．ダイエット中の方のエネルギー代謝を助け，栄養不足を防ぎます．葉酸も多いので，妊娠中の方にも適しています．

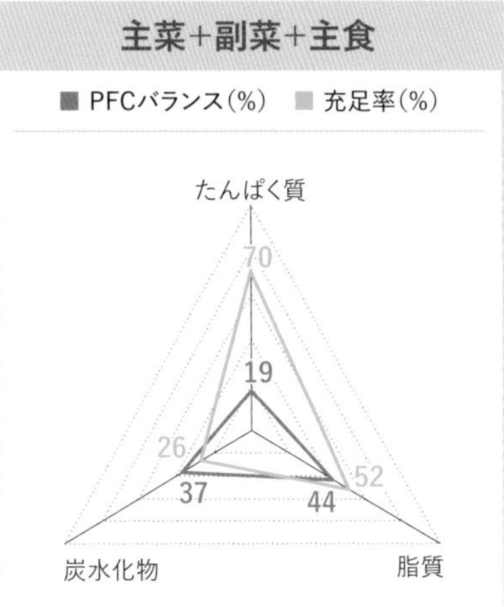

一緒に食べてバランスアップメニュー

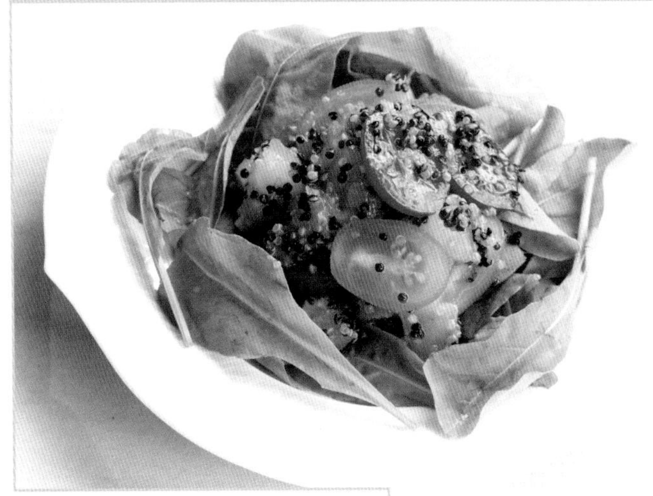

［材料：2人分］

ゴールデンキウイ…1個（100g）
プチトマト…6個
（赤と黄色3個ずつ，90g）
ルッコラ…60g
蒸しキヌア…40g
オリーブ油…10g

副菜 ゴールデンキウイのキヌア入りルッコラサラダ

［作り方］

カットしたゴールデンキウイとプチトマト，蒸しキヌアをオリーブ油で和え，ルッコラを乗せた皿に盛り，混ぜながら食べる．

主食 **玄米ご飯** 1人分約150g

6

お好みの味の濃さになったらできあがり*．

黄 マスタードチキン

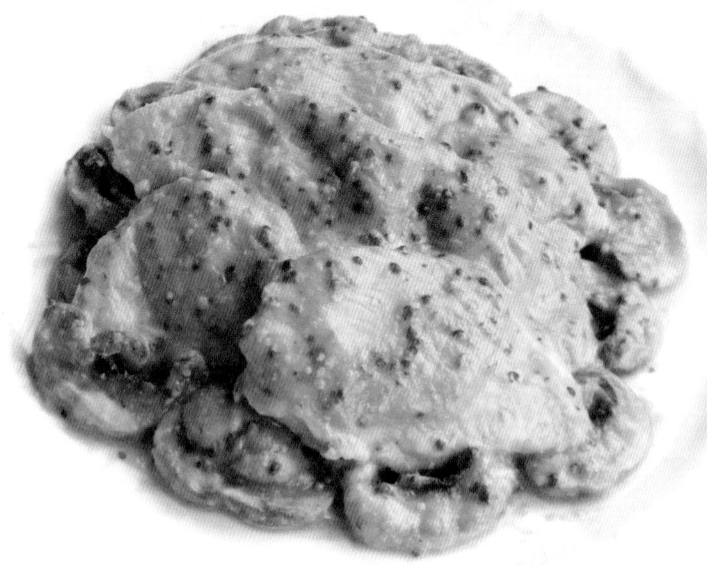

［材料：2人分］

鶏胸肉…1切れ(250〜300g程度)
マッシュルーム…50g
生クリーム…10mL
おろしニンニク…10g
無塩バター…8g
Ⓐ マスタードソース
（以下混ぜ合わせておく）
黄ピューレ…100g
粒マスタード…20g

生クリームでまろやかにした粒マスタードの酸味と，黄ピューレ特有の甘みが相性のよい仕上がりです．粒マスタードを少なくして，作り方の 3 でケチャップを大さじ 1 ほど加えると，子どもにも食べやすい味に仕上がります．

［作り方］

1
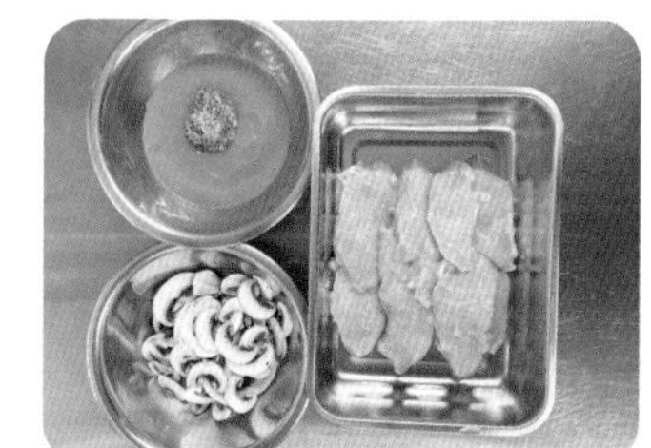
鶏胸肉は皮を取り薄切りにして，おろしニンニク★を混ぜ込んでおく．

2
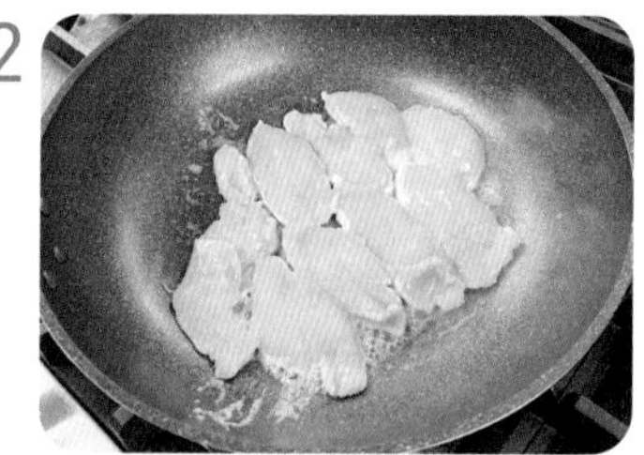
フライパンにバターを引き，鶏胸肉を入れ中火でしっかりと焼く．

3
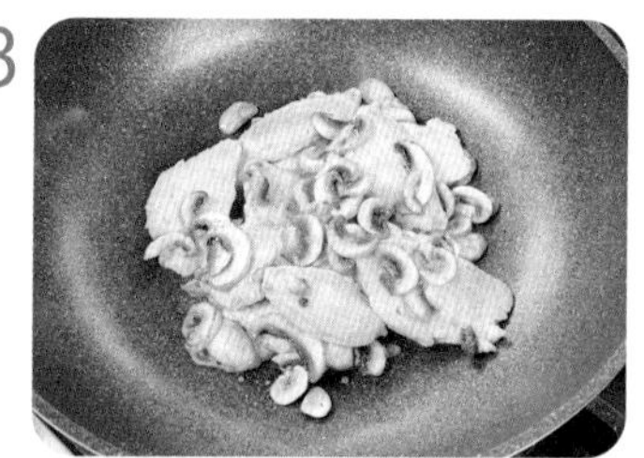
途中でマッシュルームも加え，しっかり焼いていく．鶏胸肉とマッシュルームに火が通ったら，火を止め，フライパン内の余分な油分をキッチンペーパーでふき取る．

4
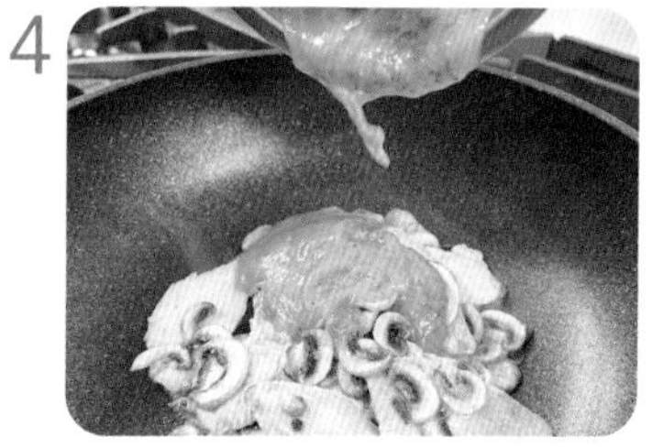
Ⓐを入れ鶏肉とからめながら水分を飛ばしていく．

5
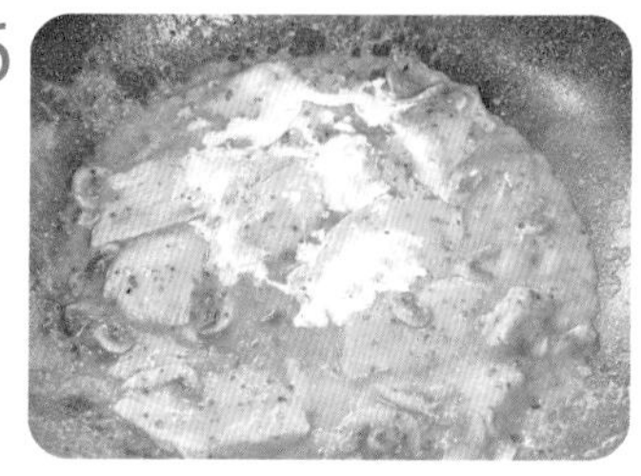
鶏肉とソースがからまったら生クリームを加えて軽く炒める．

6
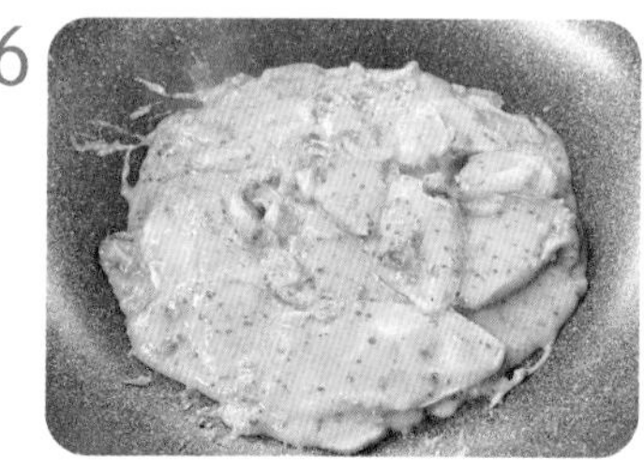
できあがり．

★ おろしニンニクは市販のものでOKですが，なるべく塩分の含まれていないものを選んでください．

栄養解析（グラフは充足率・%）

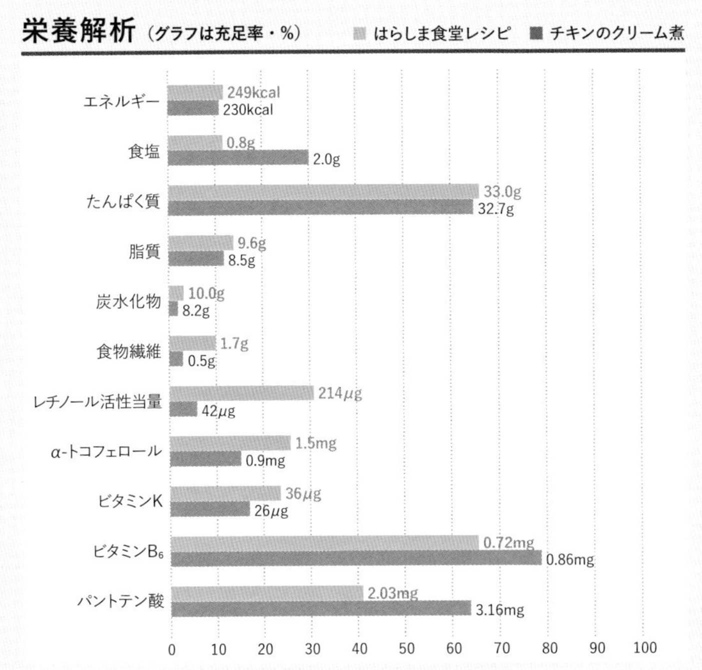

Point

同じ鶏肉を使った料理であるチキンのクリーム煮と栄養素を比較しました．チキンのクリーム煮はもともと栄養バランスがよいのですが，黄ピューレを利用することで，塩分が約1/3に抑えられ，ビタミンAの摂取量が増えるので健康増進に役立ちます．

主菜＋副菜＋主食

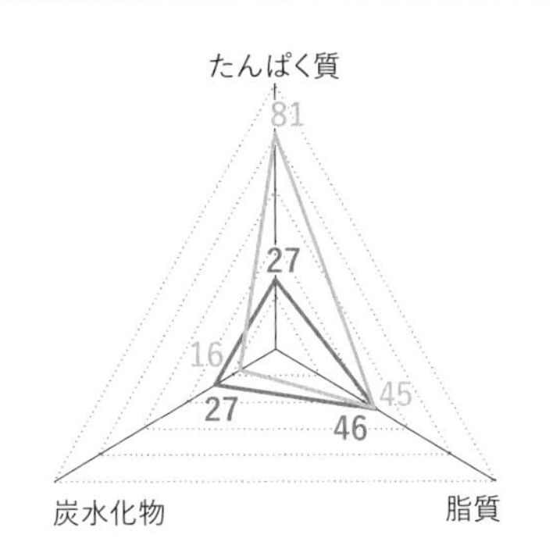

一緒に食べてバランスアップメニュー

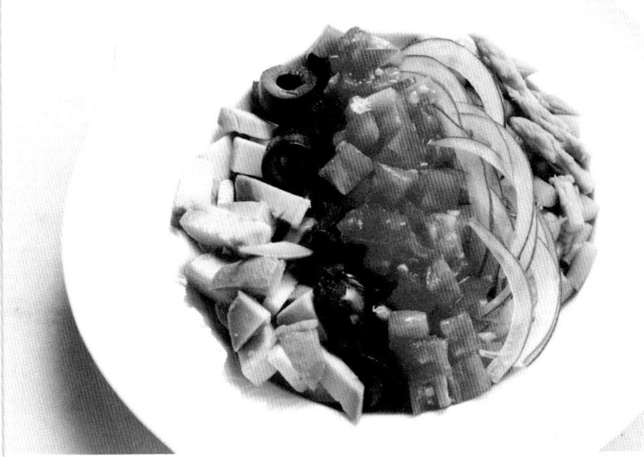

副菜　スパイシーオイルで食べるコブサラダ

［材料：2～3人分］

アボカド…1/2個（75g）
トマト…1/2個（100g）
赤玉ねぎ…1/4個（50g）
ゆでたアスパラガス…80g
黒オリーブ…20g
Ⓐスパイシーオイル
オリーブ油…20g
しょうゆ…小さじ2
レモン汁…小さじ2
おろしニンニク…5g
チリパウダー…少々

［作り方］

赤玉ねぎは薄くスライスし水にさらしたのち，水気を切っておく．黒オリーブは5mmほどに輪切りにし，その他の材料を1cm角ほどにカットしたら，すべての食材を彩りよく盛りつけ，スパイシーオイルをかけ混ぜ合わせて食べる．

主食　全粒粉入り食パン　1人分（市販の全粒粉入り食パン 6 枚スライス 1 枚）

赤 鯖のバルサミコ酢煮

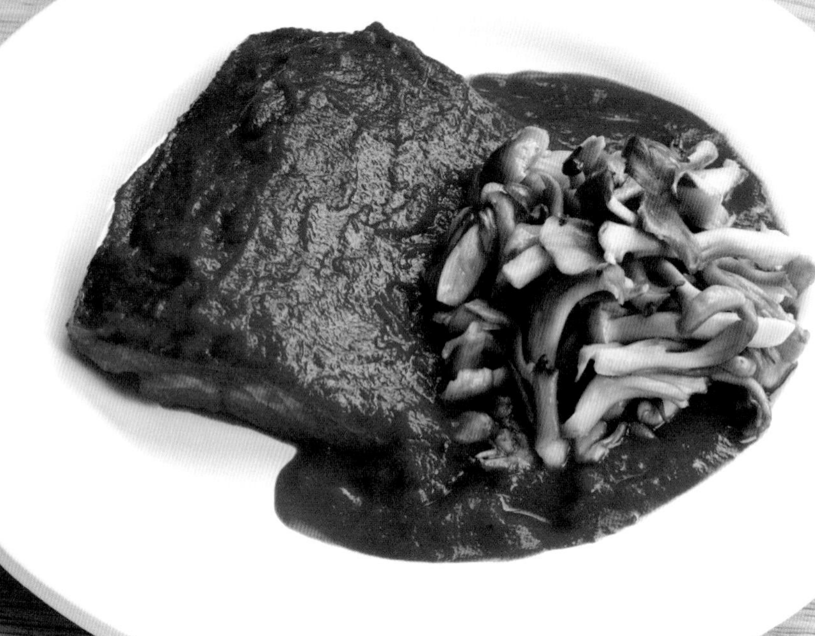

［材料：2人分］

鯖…半身2切
（1切100～150g）
バルサミコ酢ⓐ…大さじ1
おろしニンニク…5g
オリーブ油…10g

Ⓐ バルサミコ酢ソース
（以下混ぜ合わせておく）
赤ピューレ…200g
バルサミコ酢ⓑ…大さじ1
パプリカ粉…10g

付け合わせ
きのこソテー：舞茸とシメジ（2人分約200g）をオリーブ油で炒める．

［作り方］

1
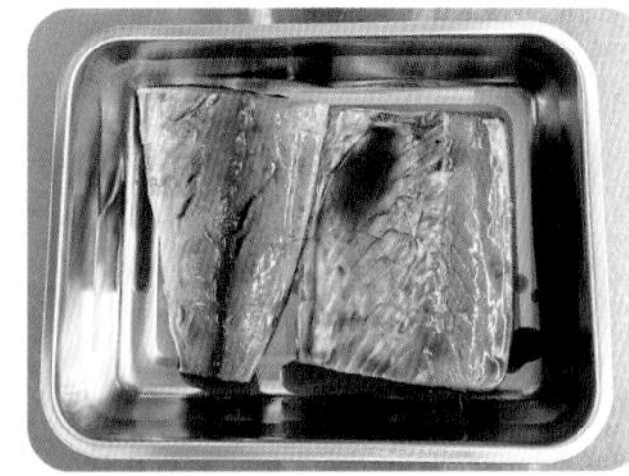
鯖の切り身から骨を外し，1切れを1/2にカットし，キッチンペーパーなどで水分をふき取る．バットに移しバルサミコ酢ⓐをかけておく．

2
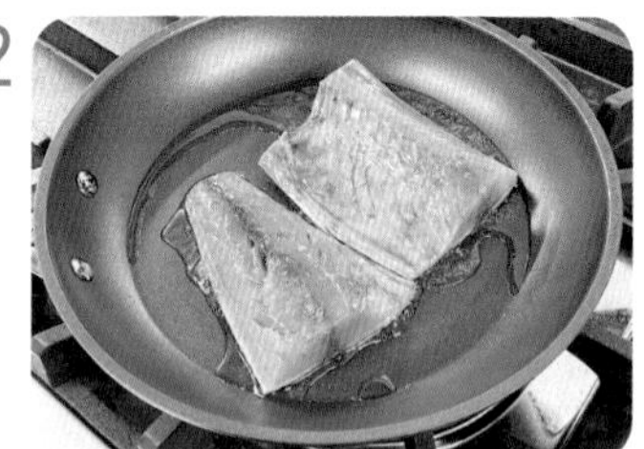
フライパンにオリーブ油を入れ，鯖を皮から焼いていく．

ピューレソースを残さず食べられるよう，付け合わせを添えてお召し上がりいただきたいメニューです．できたても美味しいですが，冷めても味がしみて美味しいので，作り置きに最適です．食べるときには，きのこソテーも一緒に盛り付けて召し上がれ．

3
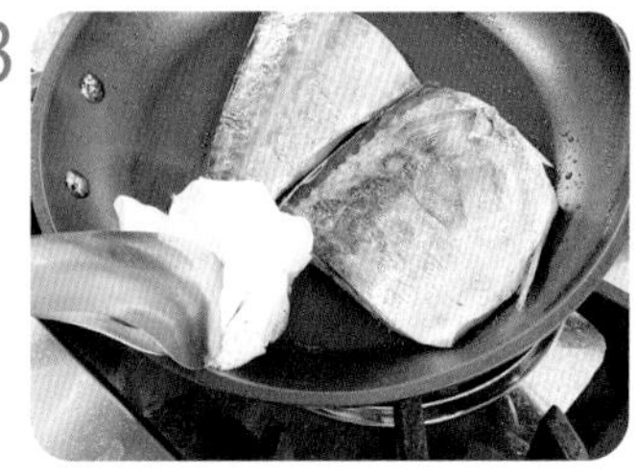
身を焼き火が通ったら，フライパン内の余分な油をふき取る．

4
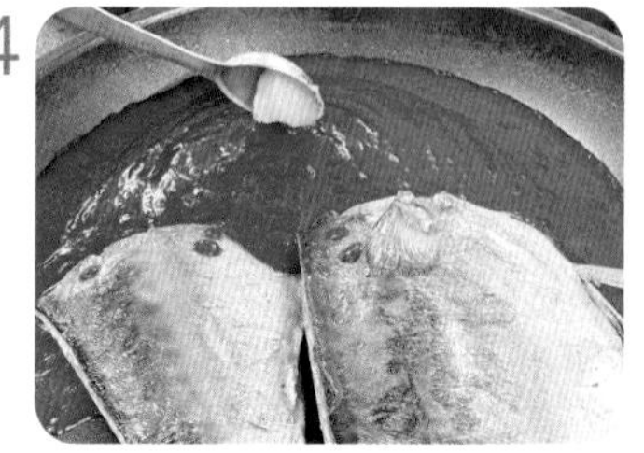
Ⓐとニンニクを入れる．

5
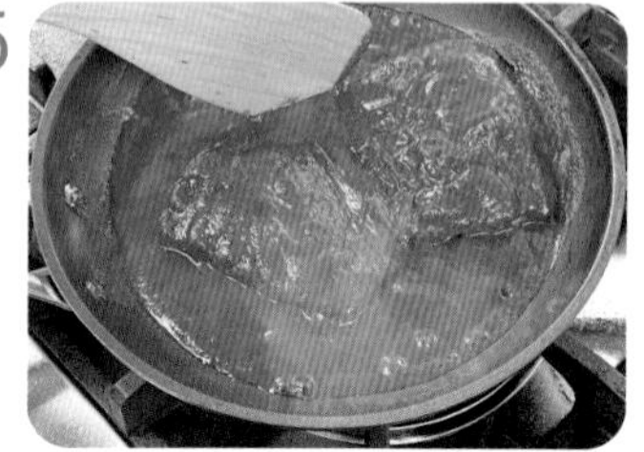
ヘラでソースを混ぜ，魚にかけながら煮詰める．

栄養解析（グラフは充足率・%）

	はらしま食堂レシピ	鯖の味噌煮
エネルギー	362kcal	321kcal
食塩	0.4g	1.8g
たんぱく質	25.1g	26.3g
脂質	24.4g	20.9g
炭水化物	19.0g	11.9g
鉄	3.2mg	1.9mg
亜鉛	2.4mg	1.5mg
レチノール活性当量	96μg	44μg
α-トコフェロール	3.0mg	1.6mg
葉酸	103μg	22μg
ビタミンC	49.0mg	1.3mg
ビタミンD	8.0μg	6.1μg
ビタミンB_2	0.77mg	0.39mg
ビタミンB_6	0.84mg	0.74mg

0 10 20 30 40 50 60 70 80 90 100

Point

鯖の味噌煮と栄養素を比較しました．はらしま食堂のレシピでは，多種類のミネラルやビタミンを同時に摂取できるため疲労回復に役立ちます．食の細くなった方，妊娠中の方，育ち盛りのお子さんなど，あらゆる方に適しています．

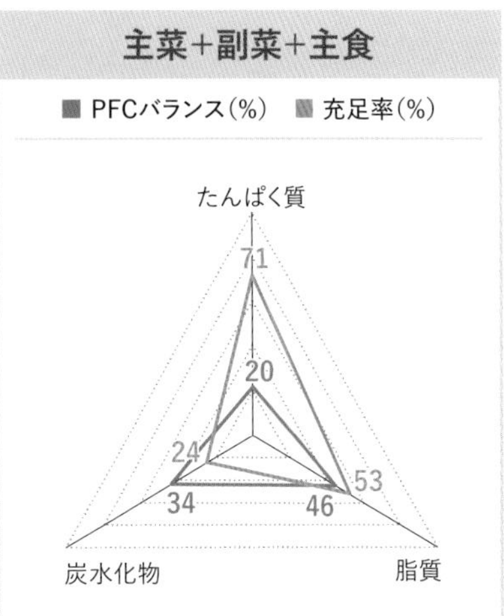

一緒に食べてバランスアップメニュー

［材料：2人分］

蒸し大豆…40g
グリーンオリーブ…種なし(瓶詰)3粒(9g)
ゆで卵…1個(50g)
ベビーリーフ…20g
オリーブ油…10g

6

きのこソテーを一緒に盛り付けたらできあがり．

副菜 ミモザサラダ

［作り方］

ゆで卵は黄身と白身に分けそれぞれ細かくしておき，みじん切りにしたオリーブと蒸し大豆とゆで卵の黄身以外を混ぜ合わせ，皿に盛ったベビーリーフの上に乗せる．黄身を飾り，上からオリーブ油をかけて食べる．

主食 玄米ご飯 1人分約150g

緑 鮭のソテー　グリーン・グリーンソース

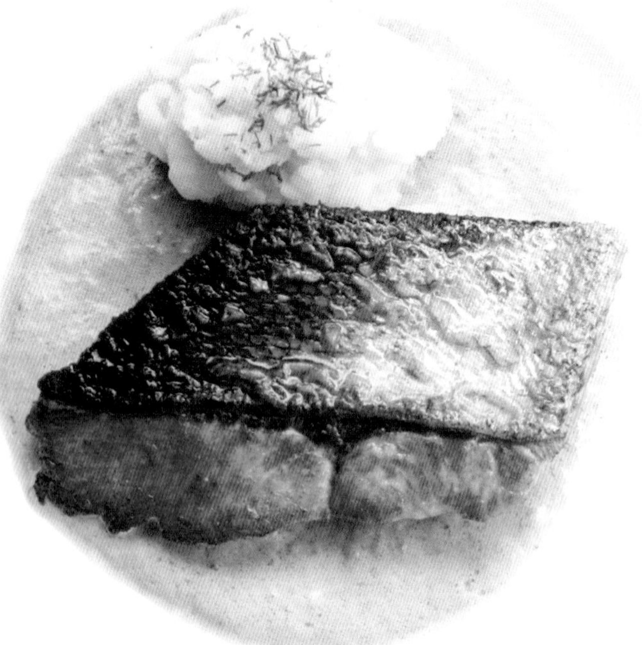

［材料：2人分］

緑ピューレ…80g
鮭…2切（1切100～150g程度）
生クリーム…20mL
有塩バターⓐ…5g
有塩バターⓑ…10g
スパイス（ディルやフェンネルなどお好みのハーブ）…適量

付け合わせ
ボイルポテト：ジャガイモ（2人分約200g）をゆでる.

バターの塩分だけで焼いているので，鮭に塩を振らずにソテーしていますが，緑ピューレを用いることで，しっとり，美味しくいただけます.

［作り方］

1
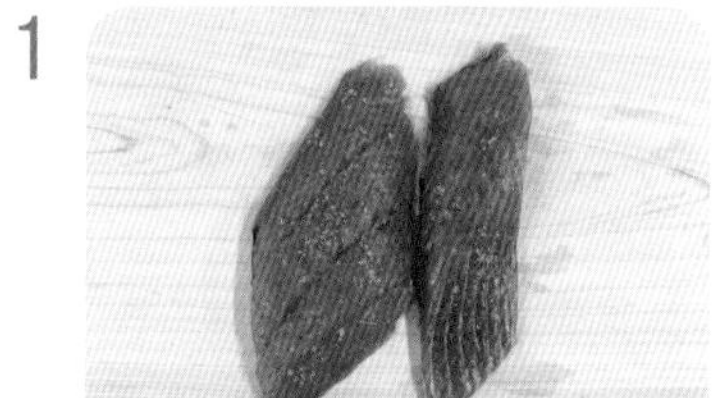
鮭はキッチンペーパーなどで水分をふき取りスパイスをふりかけておく.

2
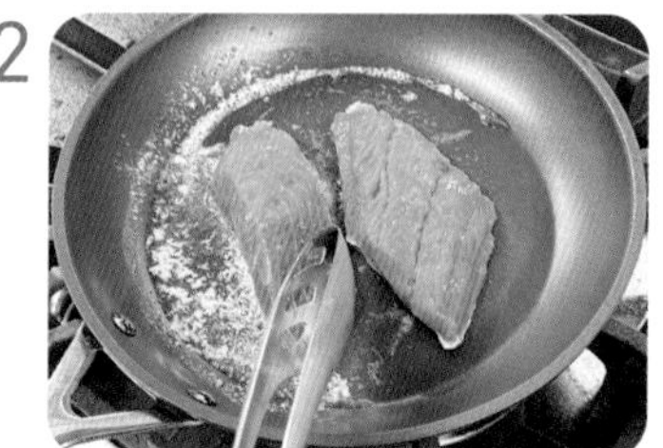
フライパンを温めてから有塩バターⓐを入れ，皮から焼いていく.

3
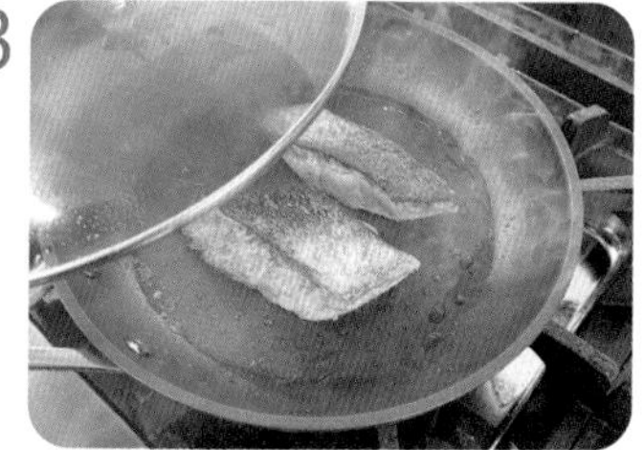
蓋をして4～5分焼き，蓋を開けて余分な油をキッチンペーパーでふき取りながら，身をしっかり焼く.

4
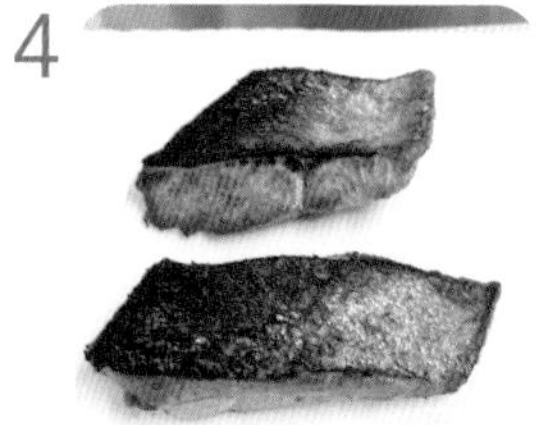
鮭を取り出し，皮を上にしてバットなどに移しておく.

5
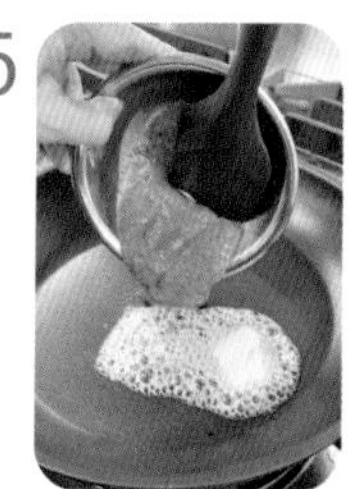
フライパンをキッチンペーパーできれいにふき取り，有塩バターⓑと緑ピューレを入れ，フツフツとしてきたら生クリームを合わせ，お好みの濃さになったらソースが完成.

6
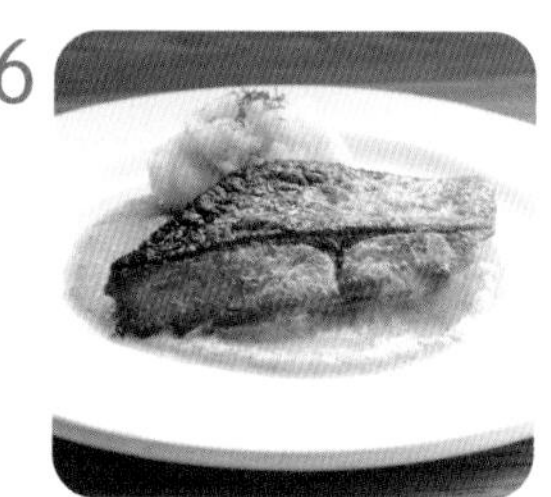
皿にソースをひき，ソースの上に皮を上にして置き，ゆでたジャガイモを一緒に盛り付けたらできあがり.

栄養解析（グラフは充足率・％）

■はらしま食堂レシピ　■鮭ムニエル

	はらしま食堂レシピ	鮭ムニエル
エネルギー	300kcal	314kcal
食塩	0.4g	0.9g
たんぱく質	25.8g	25.1g
脂質	14.7g	13.8g
炭水化物	20.0g	25.2g
食物繊維	4.7g	3.6g
鉄	1.8mg	1.1mg
葉酸	103μg	33μg
ビオチン	12.5μg	0.5μg
ビタミンD	32.1μg	33μg
ビタミンK	87μg	9μg
ビタミンB_6	0.91mg	0.60mg
ビタミンC	54mg	23mg

0　10　20　30　40　50　60　70　80　90　100

Point

鮭ムニエル（付け合わせ：粉ふきいも）と栄養素を比較しました．はらしま食堂のレシピでは，ビタミンDとともにビタミンKも同時に摂取できるので，とくに骨粗鬆症が気になる方におすすめです．脂質が気になる方は，バターの量を減らす，オリーブ油などに変更するとよいでしょう．そのほか，葉酸，ビオチン，ビタミンB_6，ビタミンCなどのビタミン類が豊富にとれるのもメリットです．

主菜+副菜+主食

■PFCバランス(%)　■充足率(%)

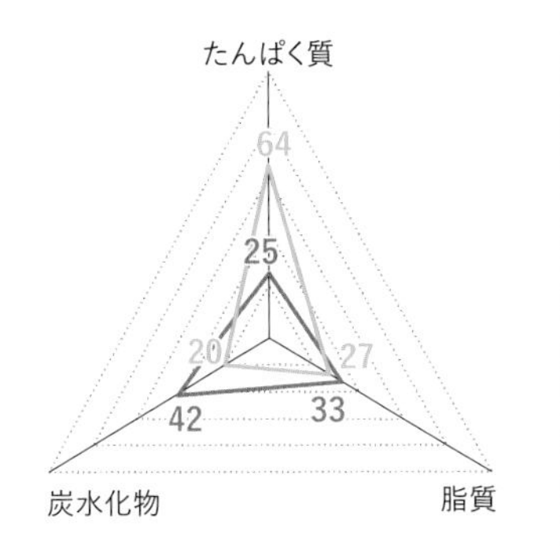

一緒に食べてバランスアップメニュー

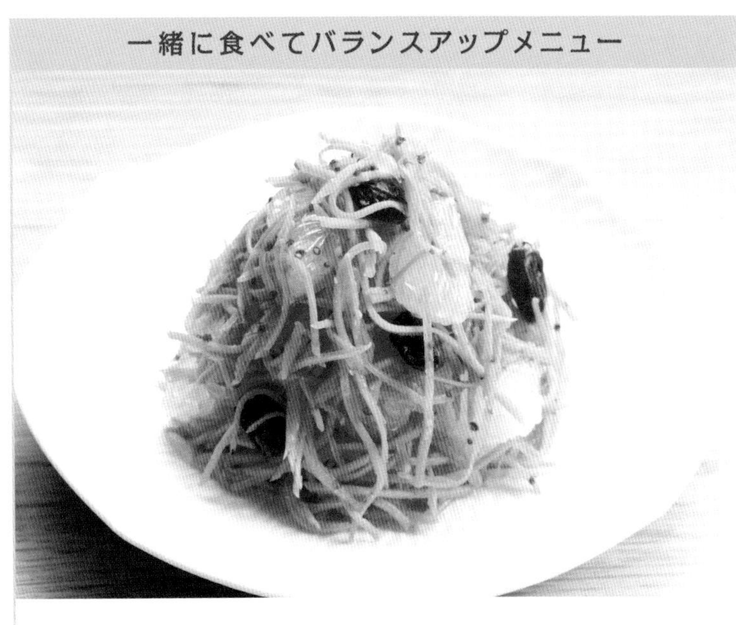

副菜　キャロットラペ

［材料：2人分］

ニンジン…1/2本（100g）
グレープフルーツ…1/2個（可食部100g）
レーズン…6g
酢…10mL
メープルシロップ…5g
粒マスタード…5g

［作り方］

酢にメープルシロップと粒マスタードを入れ混ぜ合わせて，千切りしたニンジン，レーズンを混ぜ入れ，最後に，皮をむき一口大にカットしたグレープフルーツを入れて軽く混ぜ合わせたら完成．

主食　全粒粉入り食パン　1人分（市販の全粒粉入り食パン6枚スライス 1枚）

黄 鯛のマヨネーズグラタン

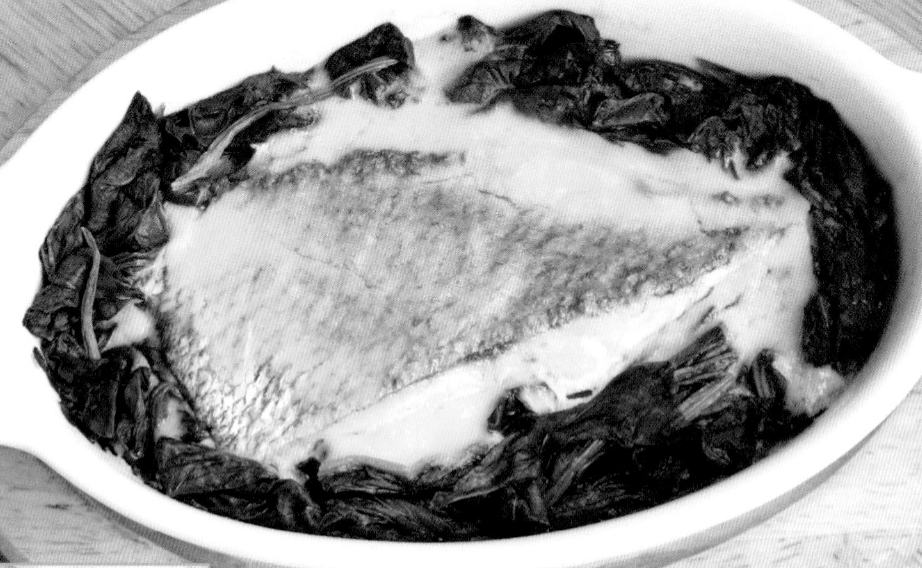

［材料：2人分］

鯛…2切(1切100〜150g程度)

オリーブ油…10g

スパイス…3g(タイム，セージ，ベイリーブス，フェネグリーク，フェンネルを同量ずつ混ぜ合わせたもの)

Ⓐ **マヨネーズソース**
(下記混ぜ合わせておく)
黄ピューレ…50g
マヨネーズ…30g

付け合わせ
ゆでホウレン草：ホウレン草(2人分約200g)をゆでる.

市販のマヨネーズを使用した簡単レシピとなっています.
お好みでチーズをかけても美味しいです.

［作り方］

1
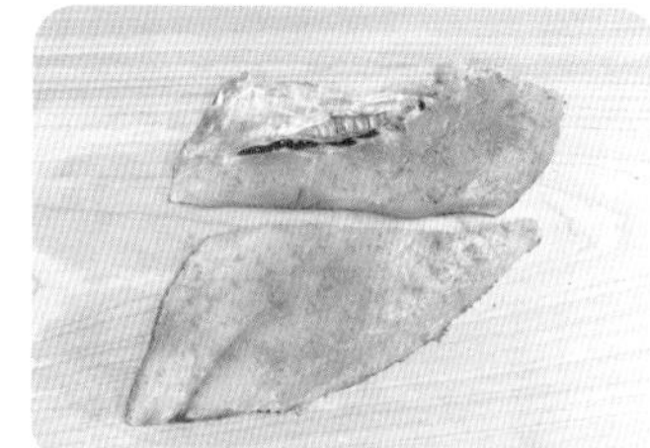
鯛の切り身から骨を外し，キッチンペーパーなどで水分をふき取る．魚の表面にスパイスを擦り込み，バットに移しておく.

2
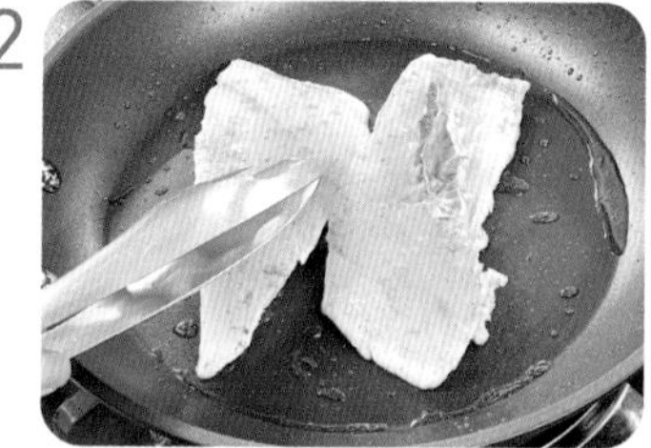
フライパンにオリーブ油を入れ，鯛を皮から焼いていく．身が反らないようヘラで押さえながら弱火でじっくり火を通す.

3

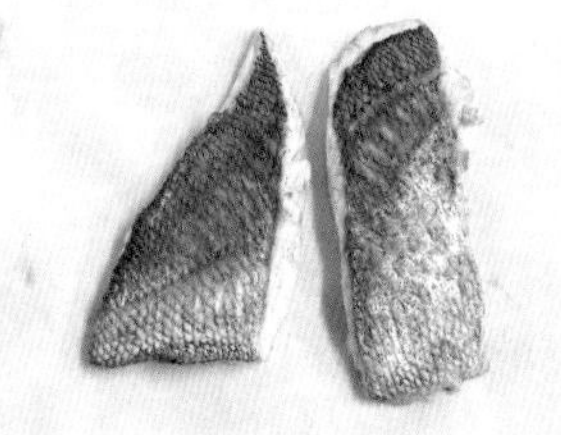
焼いた魚をペーパーの上ですこし休ませ，魚の水分をとる.

4
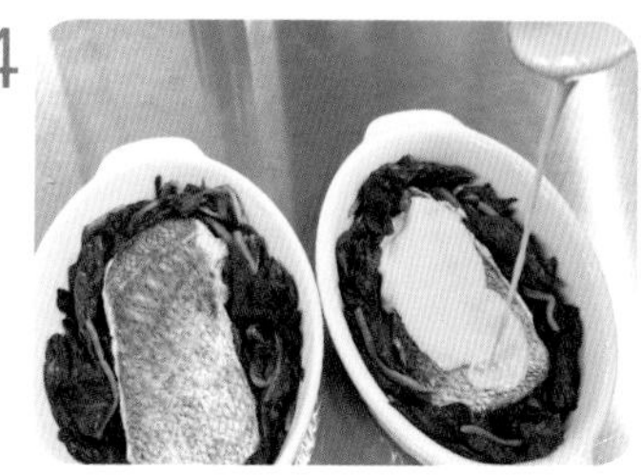
身を焼き，火が通ったら取り出し，オリーブ油を少なめに塗ったグラタン皿に皮を上にして入れホウレン草を一緒に盛り付ける.

5
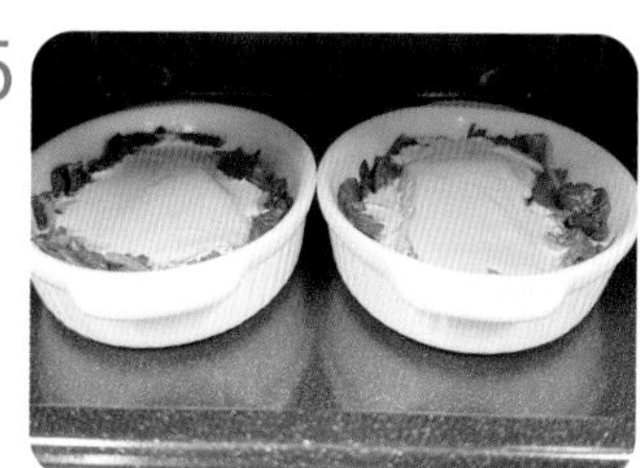
4の上にⒶをかけ，220°Cのオーブンで20分ほど焼く．表面に焼き目がついたらできあがり.

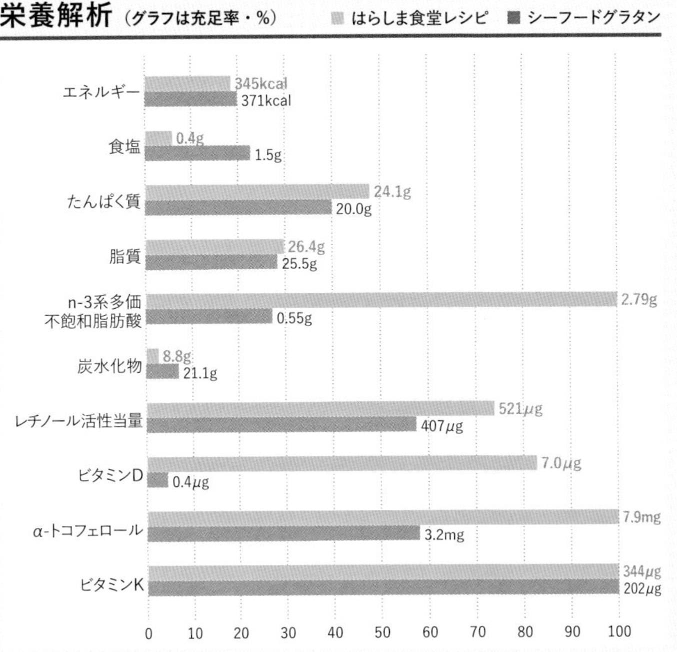

Point

シーフードミックスを利用したシーフードグラタンと栄養素を比較しました．はらしま食堂のレシピでは少ない食材を利用して，高い栄養価が得られます．n-3系多価不飽和脂肪酸やビタミンDなどが多いため，脂質が気になる方や骨粗鬆症の方，脂質異常症の方におすすめです．

一緒に食べてバランスアップメニュー

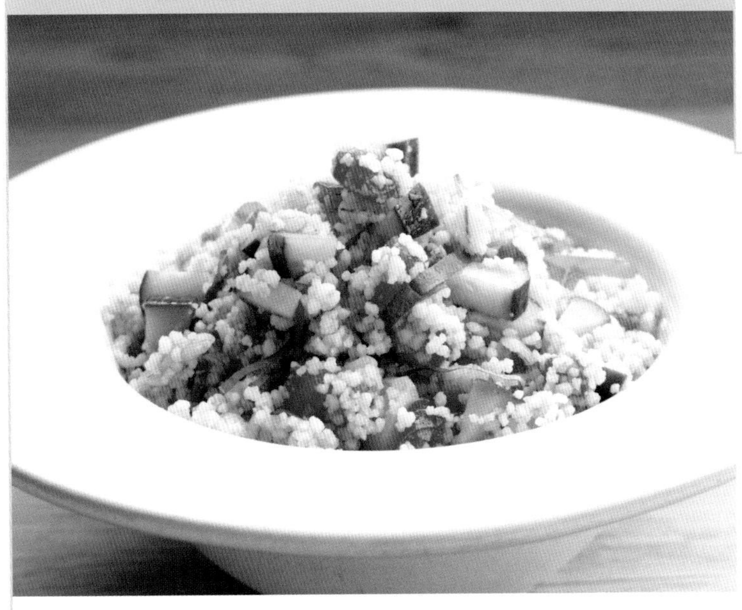

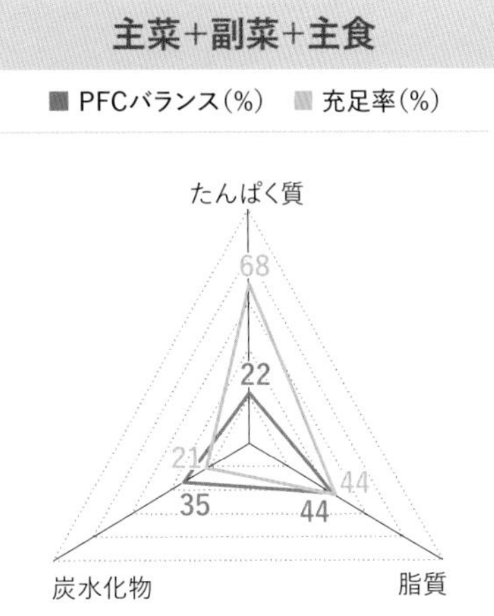

［材料：2人分］

クスクス…120g
トマト…1個（200g）
きゅうり…1本(120g)
蒸しもち麦…30g
大葉…10枚
オリーブ油…5g
レモン汁…小さじ1
おろしニンニク…3g

副菜　クスクスサラダ

［作り方］

鍋に120mLの水を入れ沸騰したらクスクスを入れスプーンで混ぜ，冷めたらボウルに移す．ザク切りにしたトマト，1cm角に切ったきゅうり，蒸しもち麦，千切りにした大葉，おろしニンニク，レモン汁，オリーブ油を加えて混ぜ合わせ，器に盛り，完成．

サラダとはいえ食べ応えがあるので主食の代用にもなり，ダイエット中の方にもぴったりです．お好みでミントやハーブを加えても美味しいです．

通常のスパイスカレーより油分も塩分も控えめなので，マイルド風味のレシピです．辛味と塩味はお好みで追加調整してください．

赤 ラムレッドカレー

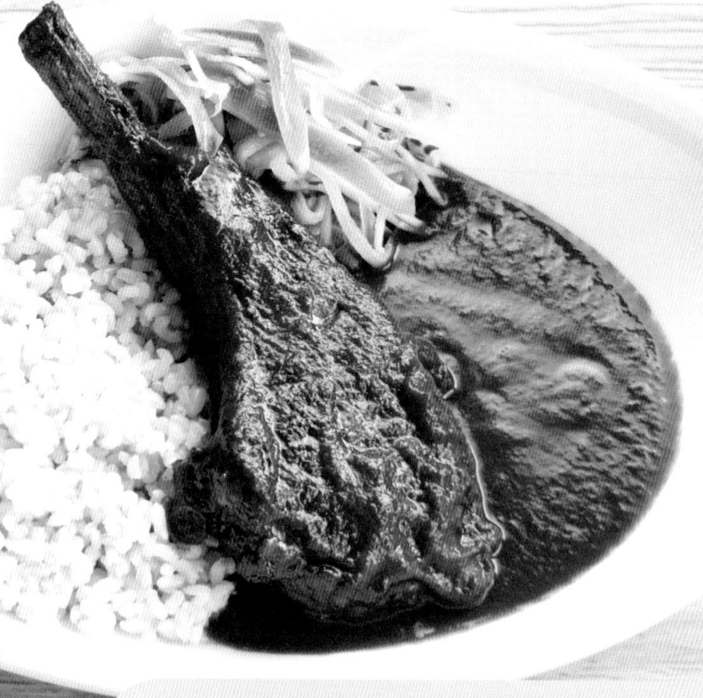

骨付きのラム肉を使用したリッチ感のあるメニューです．シンプルなレシピのレッドカレーですが，刺激のある独特な辛さをお楽しみいただける大人のカレーです．

［材料：2人分］

骨付きラム…2本
（1本約80〜100g）

スパイス…10g
（シナモン，クローブ，ディル，スターアニス，オールスパイスを同量混ぜ合わせたものを使用）

オリーブ油…10g

唐辛子…4〜5本

Ⓐ 焼きダレ
（以下混ぜ合わせておく）
- **バルサミコ酢**…50mL
- **メープルシロップ**…30g
- **しょうゆ**…大さじ1
- **水**…50mL

Ⓑ レッドカレーソース
（以下混ぜ合わせておく）
- **赤ピューレ**…250g
- **パプリカ粉**…10g
- **カイエンペッパー**…少々
- **チリペッパー**…少々
- **水**…200mL

玄米ご飯…300g

［作り方］

1
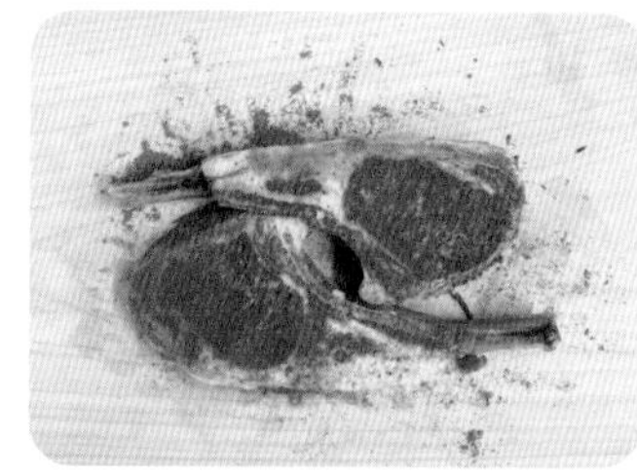
ラム肉全体に爪楊枝を打っておき(肉に爪楊枝で穴をあけておき)，スパイスを擦り込む．

2
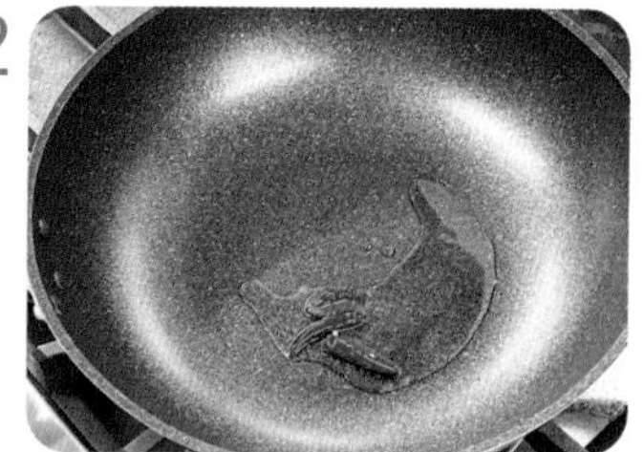
鍋にオリーブ油と唐辛子★を入れ弱火でじっくり温め，唐辛子オイルをつくる．

3
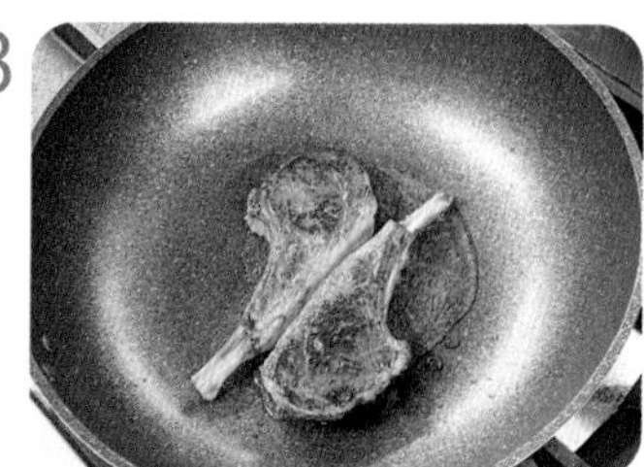
2から唐辛子を取り出し，ラム肉を入れ両面を焼き付ける．

4
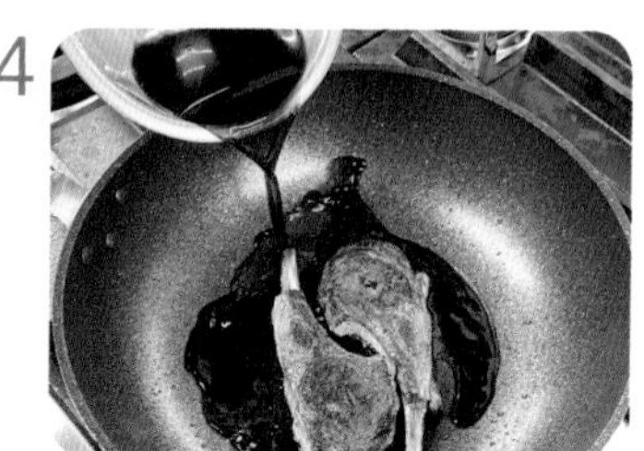
3にⒶを加え，蓋をして弱火でゆっくり焼いていく．

★ 取り出した唐辛子は細かく刻んで薬味として使えます．辛味がお好きな方はぜひ．

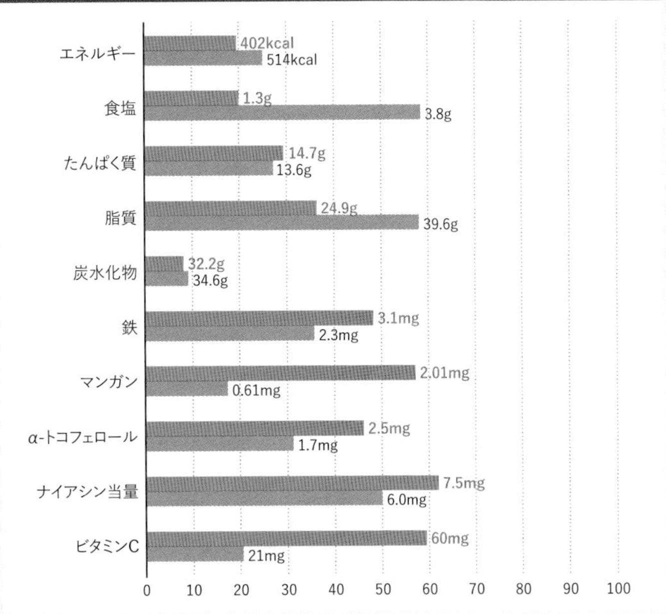

Point

はらしま食堂のレシピと同量の牛肉を使用した，レトルト・ビーフカレーと栄養素を比較しました．食堂レシピにはマンガンなどのミネラルやビタミン群を多く含むため，糖尿病や脂質異常症の方，性腺機能が低下している方に向いています．食塩の摂取量が減り，たんぱく質がとれるのがメリットです．

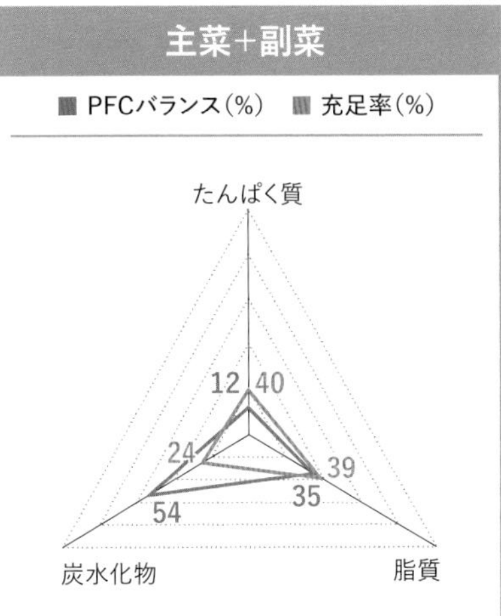

一緒に食べてバランスアップメニュー

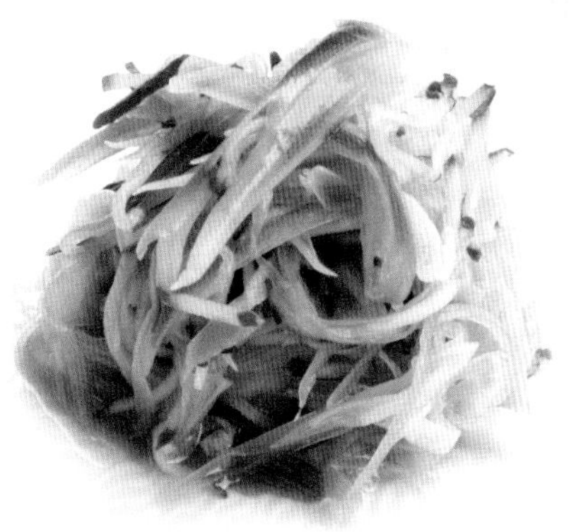

副菜　ミョウガと胡瓜のアチャール

［作り方］

きゅうりは千切り，ミョウガはスライスして水にさらし水気を切っておく．鍋に酢とみりんを合わせ，ひと煮立ちさせたのち，冷めたら容器に入れ，スパイスとチリペッパーを加え，ミョウガときゅうりを漬け込む．

［材料：2人分］

ミョウガ…3個(60g)
きゅうり…1本(120g)
酢…100mL
みりん…20mL
スパイス★…少々
チリペッパー…少々

★ クミン，カルダモン，ナツメグ，コリアンダーのミックス（お好みで可）

5
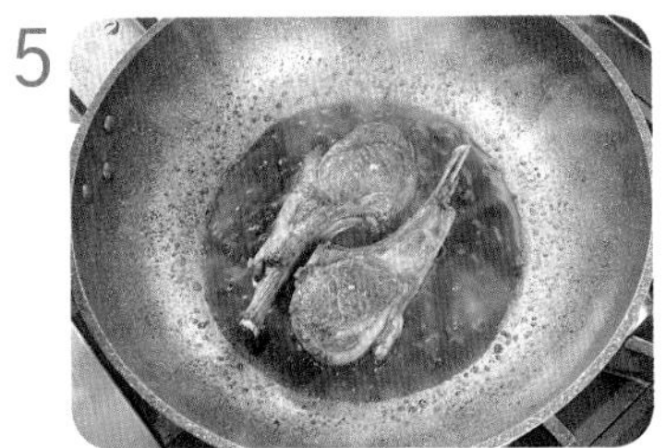

ラム肉にしっかり火が通り，箸などで刺せるくらいラム肉が柔らかくなるまで煮詰める．火を止め，10分ほど置き，冷まして味を浸み込ませる．

6
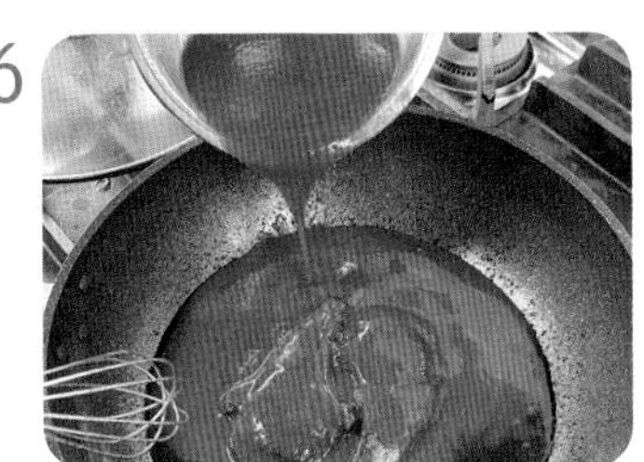

5にⒷを入れとろみがつくまで煮詰めたらできあがり．

緑 シュリンプグリーンカレー

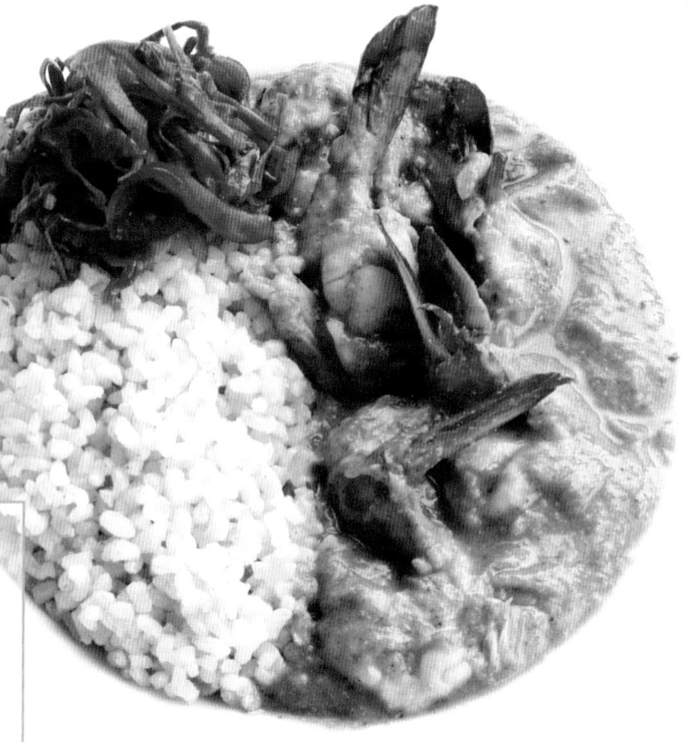

[材料：2人分]

殻つき海老(大きめ)…6尾(180g)
有塩バターⓐ…5g
有塩バターⓑ…10g
おろしニンニク…5g
生クリーム…10mL
水…150mL
Ⓐ グリーンカレーソース
(以下混ぜ合わせておく)
緑ピューレ…250g
白味噌…15g
スパイス…10g(タイム，セージ，ベイリーブス，フェネグリーク，フェンネルを同量混ぜ合わせたもの)
玄米ご飯…300g

海老の食感を活かした，なめらかでまろやかなグリーンカレーに仕上がります．生クリームをココナッツミルク(※ココナッツミルクの場合 100g)にすると甘みが増すので，食べる前にレモンを絞ると一気に爽やかな風味が広がります．

[作り方]

1
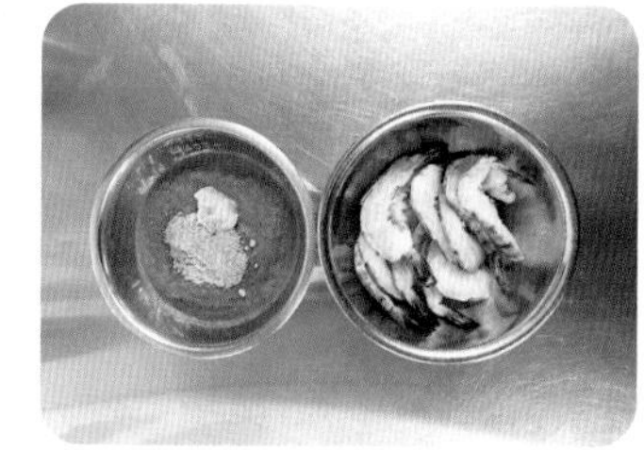
海老は殻つきのまま半分にスライスして，ワタを取り出しおろしニンニクと和えておく．

2
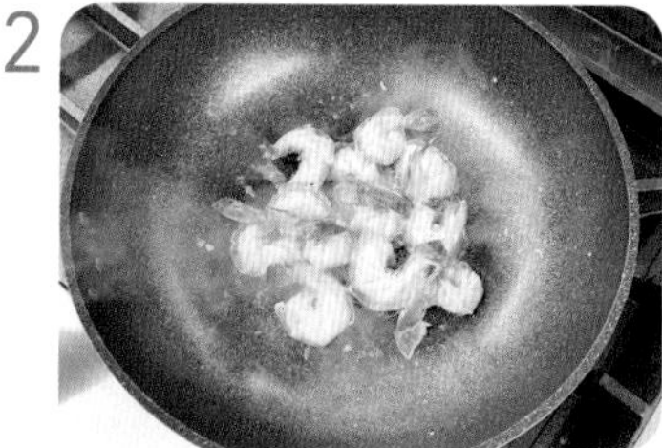
温めた鍋に有塩バターⓐを入れ，殻つきの海老を炒める．海老は固くならないよう炒め過ぎに注意する．

3
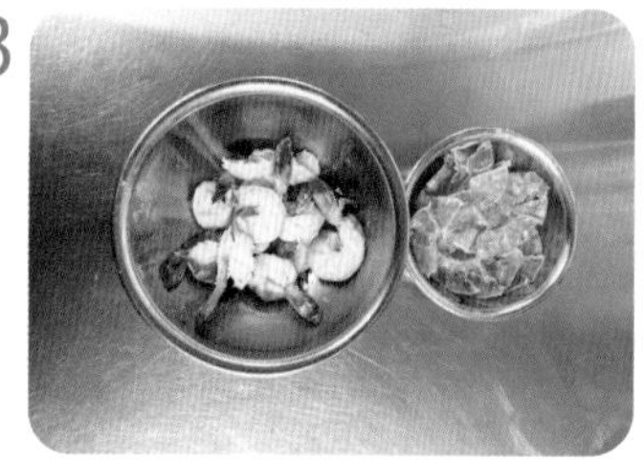
海老から出た汁は残して海老を取り出し，尾以外の殻を取り除く．

4
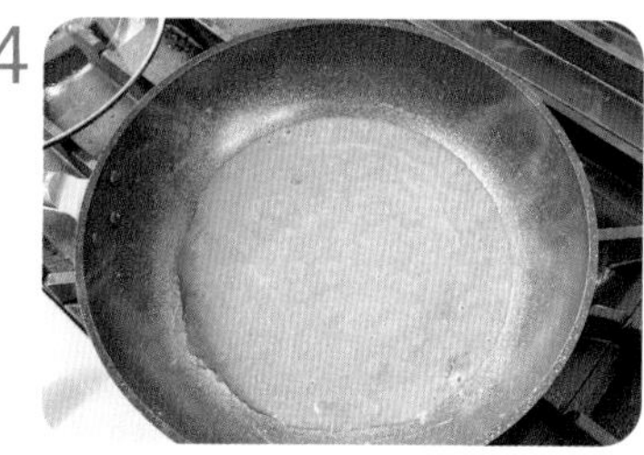
3に有塩バターⓑを溶かしたら，Ⓐと水を入れて煮詰めていく．

栄養解析 (グラフは充足率・%)

■ はらしま食堂レシピ ■ シーフードカレー

	はらしま食堂レシピ	シーフードカレー
エネルギー	207kcal	258kcal
食塩	1.0g	3.9g
たんぱく質	19.9g	14.3g
脂質	9.5g	13.6g
炭水化物	15.2g	23.6g
鉄	4.1mg	1.8mg
銅	0.47mg	0.22mg
モリブデン	18μg	6.8μg
α-トコフェロール	3.8mg	1.9mg
ビタミンK	260μg	6μg
葉酸	211μg	39μg
ビタミンC	105mg	5.0mg

0 10 20 30 40 50 60 70 80 90 100

Point

シーフードミックスを利用したカレーと栄養素を比較しました．はらしま食堂のレシピではおもな具材は海老のみでシンプルですが，緑ピューレを利用すれば左記のグラフのとおり，さまざまなミネラル，ビタミン類を豊富に摂取できるため，より栄養価の高いカレーになります．

主菜+副菜

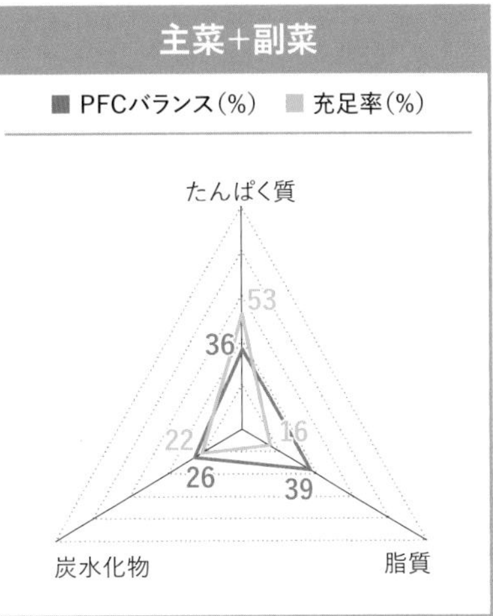

一緒に食べてバランスアップメニュー

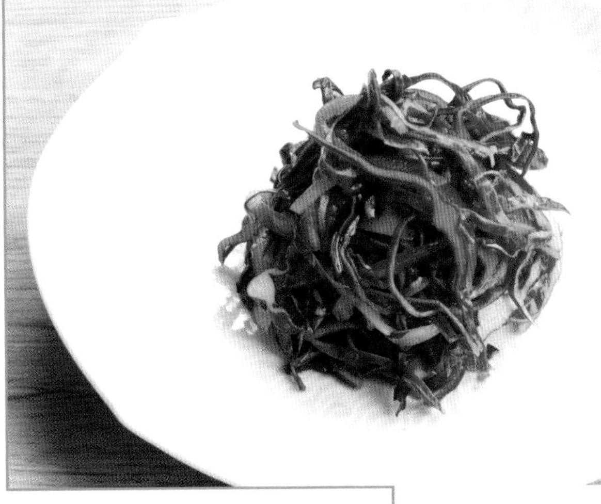

[材料：2人分]

赤キャベツ…1/6個(160g)
赤玉ねぎ…1/2個(100g)
酢…100mL
みりん…20mL
メープルシロップ…3g
チリペッパー…少々

5 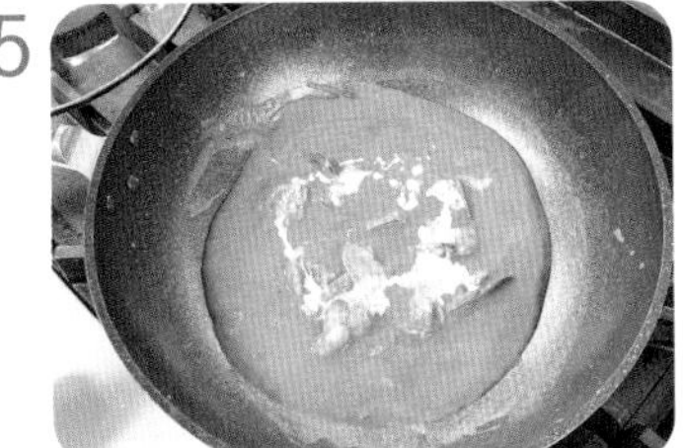

とろみがつくまで煮詰めたら，海老を戻し，仕上げに生クリームを入れたらできあがり．

副菜 赤キャベツと赤玉ねぎのアチャール

[作り方]

鍋に酢とみりんを合わせ，ひと煮立ちさせる．冷めたら容器に入れ，メープルシロップとチリペッパーを加え，千切りにした赤キャベツとスライスした赤玉ねぎを漬け込む．

黄 ケラライエローカレー

[材料：2人分]

骨付き鶏肉(手羽元)…4〜6本(300g程度)
牛乳または豆乳…100mL
カレー粉ⓐ…10g(市販のカレー粉)
オリーブ油…10g
ピーナッツバター(無砂糖)…10g
ハーブ(ローズマリーなど)…適量

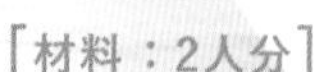

Ⓐ イエローカレーソース
(以下混ぜ合わせておく)

- **黄ピューレ**…250g
- **水**…200mL
- **カレー粉**ⓑ…15g(市販のカレー粉)
- **ウスターソース**…15g
- **マスタード**…10g
- **スパイス**…5g(クミン，カルダモン，ナツメグ，コリアンダーを同量混ぜたもの)

玄米ご飯…300g

甘味やコクのあるカレーです．お好みのスパイスなどで辛さは調整してください．使用するスパイスを控えて，最後にハチミツかメープルシロップを加えると子どもにも喜ばれる甘口カレーになります．

[作り方]

1

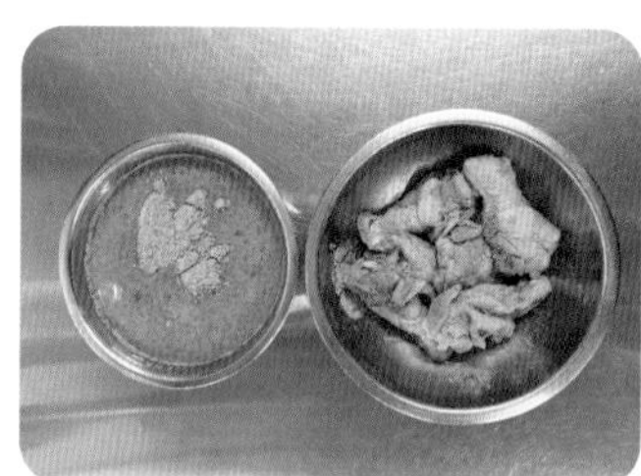

骨付き鶏肉全体に爪楊枝を打っておき(肉に爪楊枝で穴をあけていくこと)，カレー粉ⓐを擦り込んでおく．

2

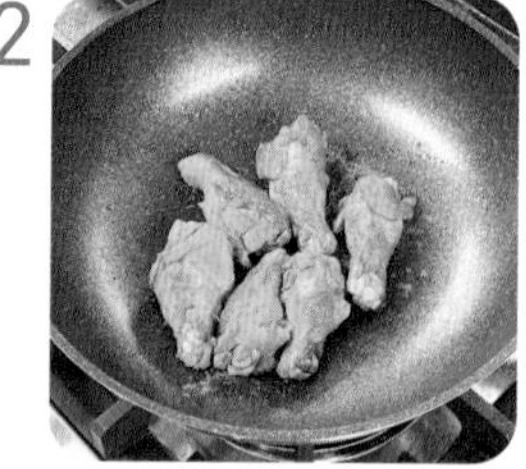

フライパンにオリーブ油を入れ，1を中火でしっかり炒めていく．

3

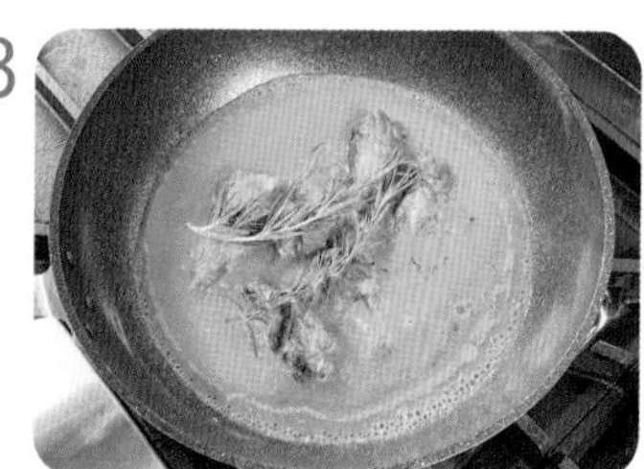

余分な油をキッチンペーパーでふき取り，Ⓐを入れ鶏肉とからめたら，ハーブを入れ蓋をして，弱火でじっくり蒸し焼きにする．

4

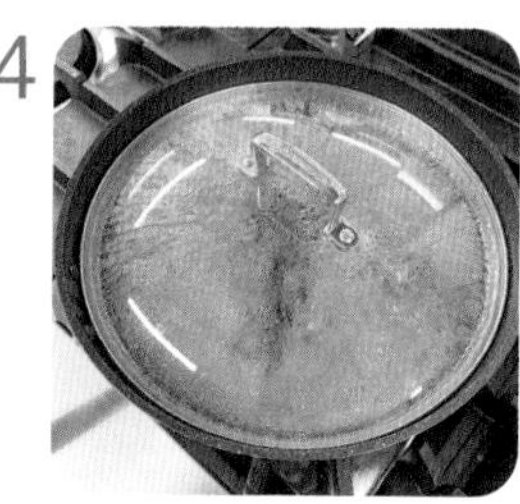

20分ほど蒸し焼きにしたらいったん火を止め，蓋をしたまま30分ほど置いておく．

栄養解析（グラフは充足率・%）

■ はらしま食堂レシピ　■ チキンカレー

	はらしま食堂レシピ	チキンカレー
エネルギー	417kcal	421kcal
食塩	1.1g	3.9g
たんぱく質	25.5g	22.6g
脂質	25.5g	26.9g
炭水化物	30.8g	30.8g
鉄	5.3mg	2.2mg
セレン	23μg	19μg
モリブデン	21μg	12μg
レチノール活性当量	342μg	184μg
α-トコフェロール	4.6mg	3.7mg
ビタミンC	65mg	24mg

0　10　20　30　40　50　60　70　80　90　100

Point

市販のカレールウを利用したチキンカレーと栄養素を比較しました．はらしま食堂のレシピでは，モリブデンが豊富，鉄もあわせて摂取できるため鉄欠乏性貧血の予防に向いています．また，成長期のお子さんは成人よりも鉄分が必要であるため，このメニューが適しています．

主菜+副菜

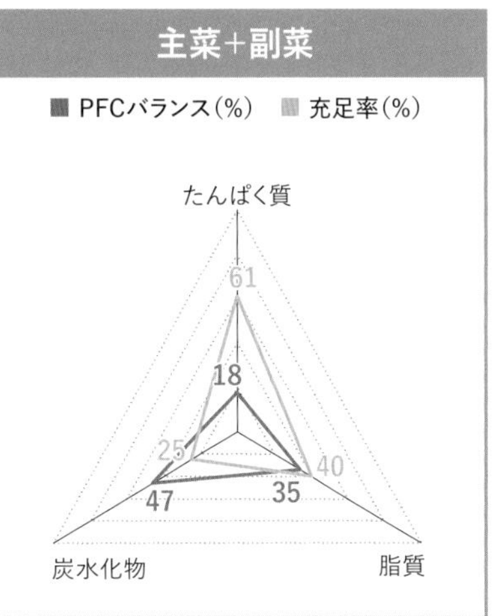

一緒に食べてバランスアップメニュー

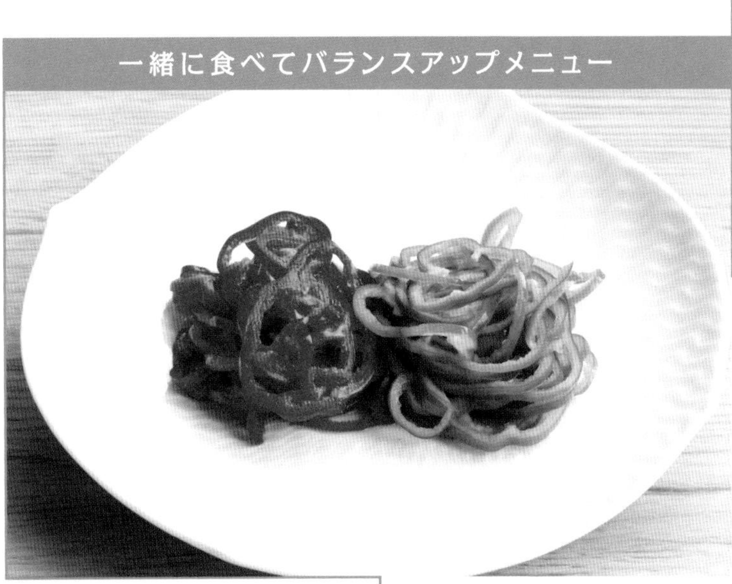

5

蓋を開けハーブを取り出し，ピーナッツバターを溶かし，牛乳または豆乳を加え，少し煮詰めたらできあがり．

［材料：2人分］

緑ピーマン…80g
赤ピーマン…80g
酢…100mL
みりん…20mL
カイエンペッパー…少々

副菜　ピーマンのアチャール

［作り方］

鍋に酢とみりんを合わせ，ひと煮立ちさせ，冷めたらカイエンペッパーを加える．できた漬け汁の半量を容器に入れスライスした緑ピーマンを，残りの半量も別容器★に入れ赤ピーマンを別々に漬け込む．

★ 一緒に漬け込むと色が混ざってしまうので別々に漬け込み，食べるときに一緒に盛り付けてください．

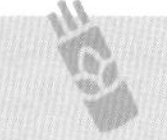

パスタ

きのこ類とたんぱく質との組み合わせで，シンプルに仕上げるレシピです．本来であればパスタをゆでる際に必要な塩を入れないのがはらしま食堂レシピのおすすめポイントです．

赤 茄子とベーコンのペンネ

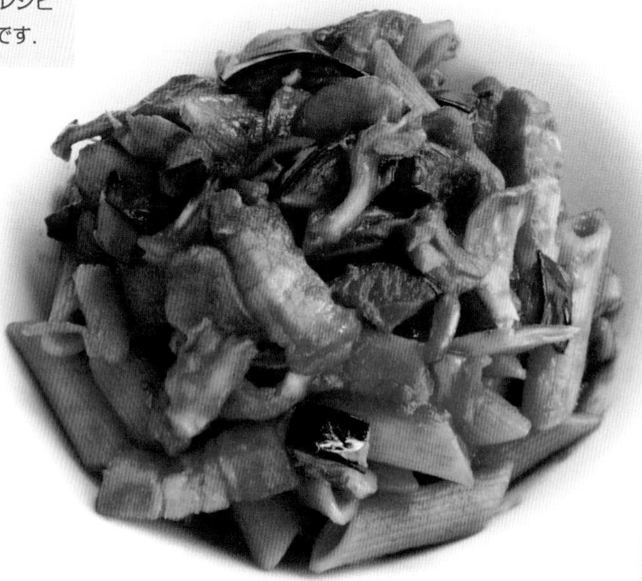

［材料：2人分］

赤ピューレ…400g
ペンネ…120g
厚切りベーコン…100g
舞茸…200g
なす…1本（100g）
オリーブ油…20g
ニンニク…3片

［作り方］

1. ニンニクを薄くスライスし，ベーコン，舞茸はペンネの大きさに合わせて切り，なすは一口大に切り水につけたら水気を切っておく．
2. ペンネをゆでる．
3. フライパンにオリーブ油とニンニクを入れ弱火で香りが出るまで炒め，ニンニクは取り出しておく．
4. 3にベーコンとなすを加え炒め，火が通ったら赤ピューレを加え，少し煮詰める．
5. ゆであがったペンネと取り出しておいたニンニクを加え混ぜ合わせたら完成．

ベーコン，舞茸，なすの旨味に，炒めたニンニクがアクセントとなった，飽きない美味しさのペンネです．お好みで辛味スパイスをかけてお召し上がりください．

栄養解析（グラフは充足率・%）

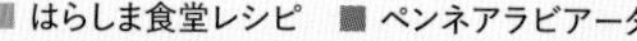

■ はらしま食堂レシピ　■ ペンネアラビアータ

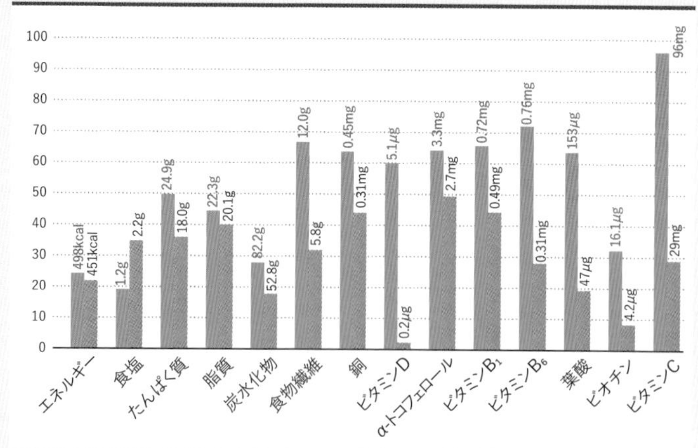

Point

一般的なペンネアラビアータ（ベーコン，なす使用）と比較しました．食物繊維が豊富で，α-トコフェロール，ビタミンB群，葉酸，ビオチン，ビタミンCなどさまざまなビタミンを多く含み，栄養が偏らず美味しくダイエットできます．脂質量が気になる方はオリーブ油の量を調節しましょう．

主菜

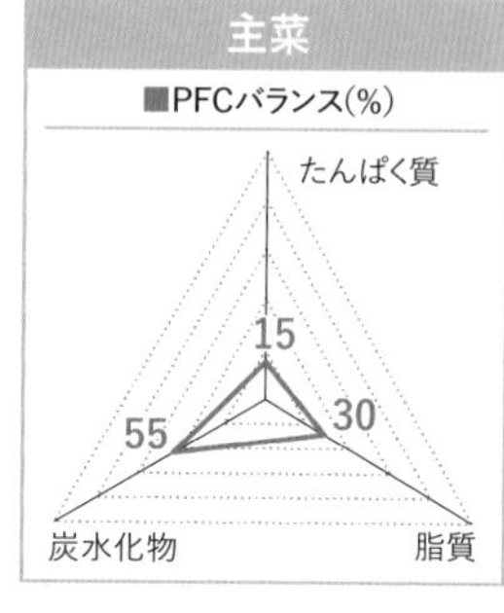

パスタ

緑 シラスとエノキのグリーンパスタ

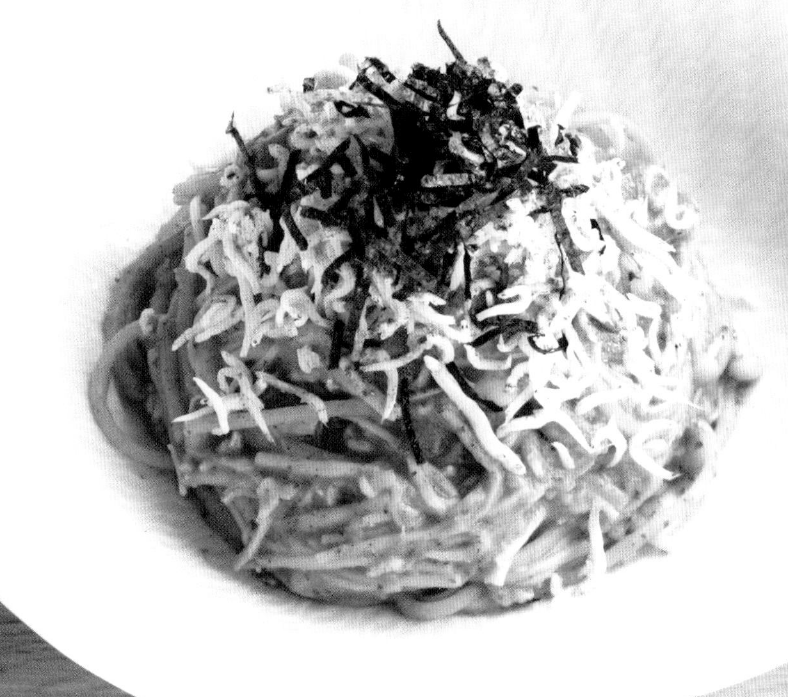

［材料：2人分］

スパゲッティ…120g
シラス…100g
エノキ…200g
ゴマ油…10g
刻み海苔…2g
山椒粉…適量

Ⓐ **グリーンパスタソース**
（以下混ぜ合わせておく）
緑ピューレ…300g
白味噌…15g
パスタゆで汁…100mL

栄養解析（グラフは充足率・%）　■はらしま食堂レシピ　■シラスパスタ

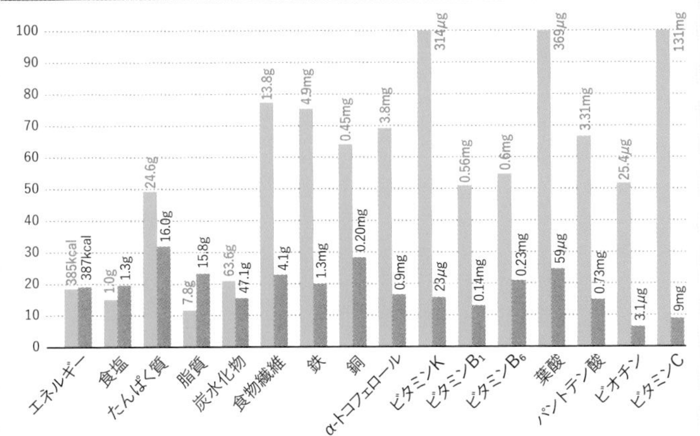

Point

シラスの和風パスタと比較しました．ビタミン，ミネラルがより多く含まれるため，あらゆる方におすすめできますが，とくにビタミンC，鉄，葉酸を多く含むため，妊娠中の方に向いています．

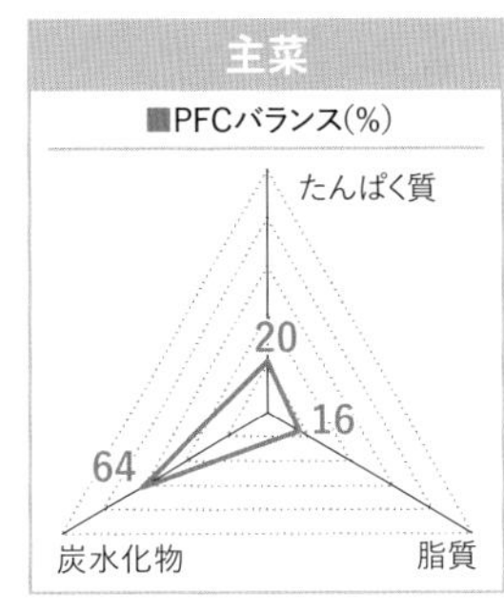

［作り方］

1. エノキは石づきの部分を切り，ほぐしておく．
2. スパゲッティをゆでる（ゆであがりのとき，Ⓐに入れるゆで汁を取っておく）．
3. フライパンにゴマ油を入れエノキを炒める．
4. 3にⒶを加え少し煮詰めたらゆでたスパゲッティを入れる．
5. シラスの半量を加え混ぜたら皿に盛る．
6. 残りのシラスをのせ，山椒粉をふりかけ，海苔をのせたら完成．

シラスと海苔をトッピングした，和の味わいのパスタです．食べる前に少量のゴマ油をかけて食べると，麺もほぐれやすくなり，香ばしさも増すのでおすすめです．

黄 蟹とエリンギのタリアテッレ

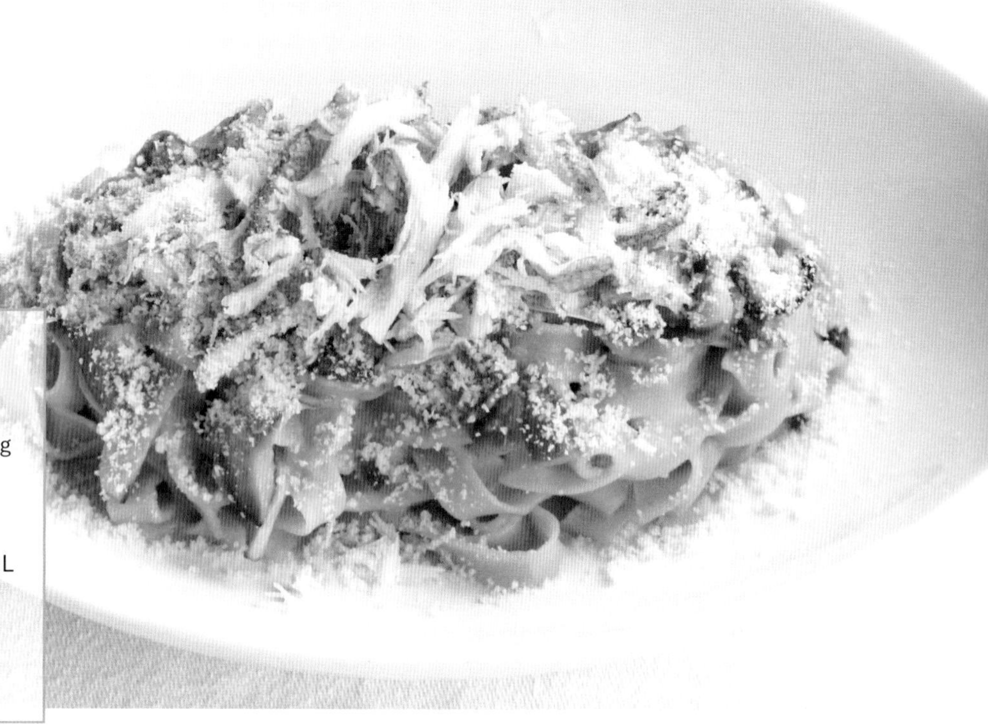

［材料：2人分］

黄ピューレ…400g
タリアテッレ…120g
エリンギ…100g
ゆで蟹…100g
生クリーム…100mL
有塩バター…30g
ドライトマト…5g
粉チーズ…適量

［作り方］

1 ドライトマトはみじん切り，エリンギは手で縦に裂き，蟹は殻からほぐしておく．

2 タリアテッレをゆでる．

3 フライパンにバターを入れエリンギを炒める．

4 3に黄ピューレとドライトマトを加え，ひと煮立ちさせたら，タリアテッレを入れ混ぜ，生クリームを加えたら沸騰する手前で火を止める．

5 皿に盛り，蟹をのせ，粉チーズをかけたら完成．

タリアテッレは卵入りのパスタです．ドライトマトの酸味を使い，エリンギと生クリームでクリーミーに仕上げます．ホタテや牡蠣でも美味しいレシピです．

栄養解析（グラフは充足率・%）

	はらしま食堂レシピ	蟹のトマトクリームパスタ
エネルギー	676kcal	616kcal
食塩	0.7g	1.7g
たんぱく質	22.3g	18.1g
脂質	36.9g	38.0g
炭水化物	74.3g	54.3g
銅	0.48mg	0.45mg
レチノール活性当量	599μg	130μg
α-トコフェロール	6.6mg	3.7mg
ナイアシン当量	8.2mg	5.3mg
ビタミンC	100mg	12mg

Point

同じようにトマトと蟹を使った「蟹とトマトのクリームパスタ」と比較しました．はらしま食堂レシピはレチノールやビタミンCなどビタミンが豊富なので，アンチエイジングにおすすめです．

主菜

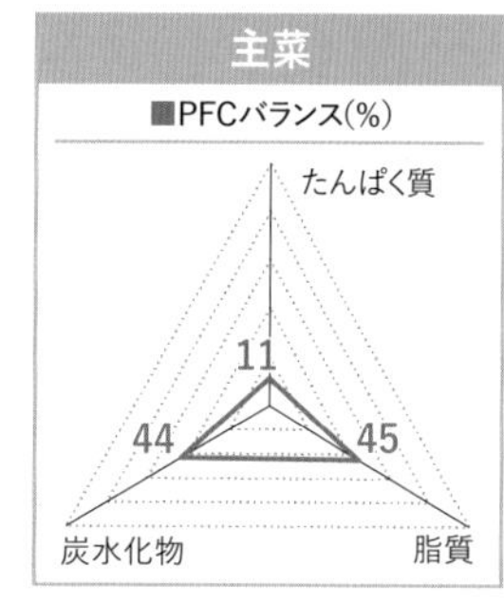

自分にあった食生活の提案

一皿で主食と主菜がそろうダイエットメニュー

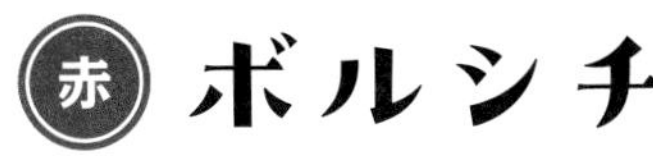

赤 ボルシチ

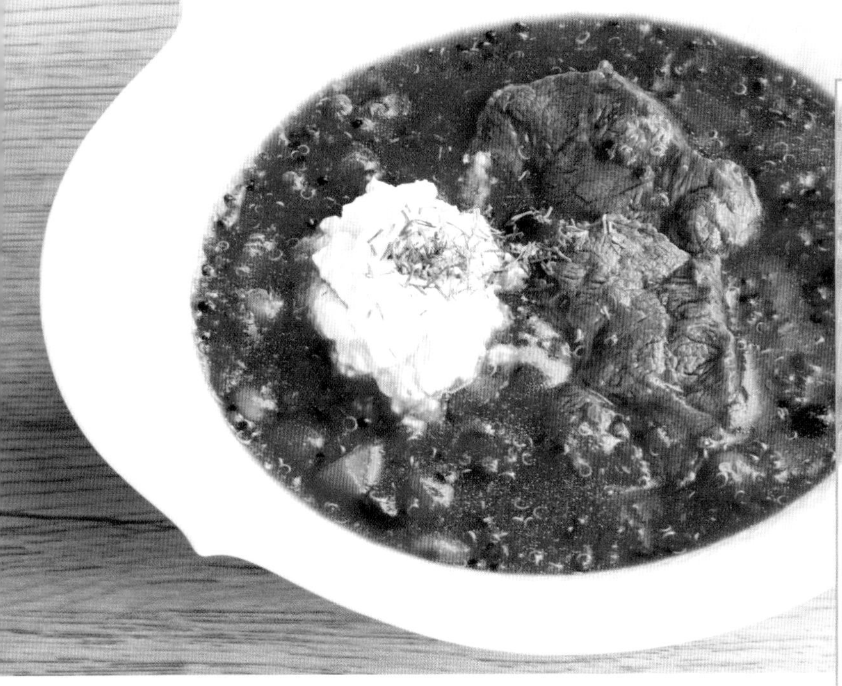

［材料：2人分］

赤ピューレ…400g
牛すね肉…300g
水…圧力鍋の場合250mL・鍋の場合300mL
ニンニク…10g
生姜…10g
ニンジン…60g
ミックスビーンズ…80g
キヌア…40g
しょうゆ…小さじ2

A ボルシチソース（以下すべて混ぜ合わせる）
ヨーグルト（一晩かけて水気を切っておく）…60g
おろしニンニク…5g
胡椒…少々量

栄養解析（グラフは充足率・%）

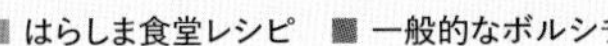

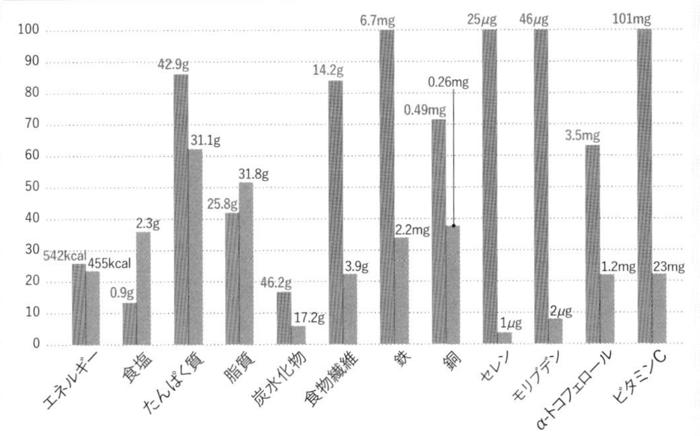

Point

通常のボルシチよりも，鉄，銅，セレン，モリブデンなど微量元素のほか，ビタミンEやビタミンCといったビタミン類が多く，脂質を控えたんぱく質を多くとりたいときにおすすめです．

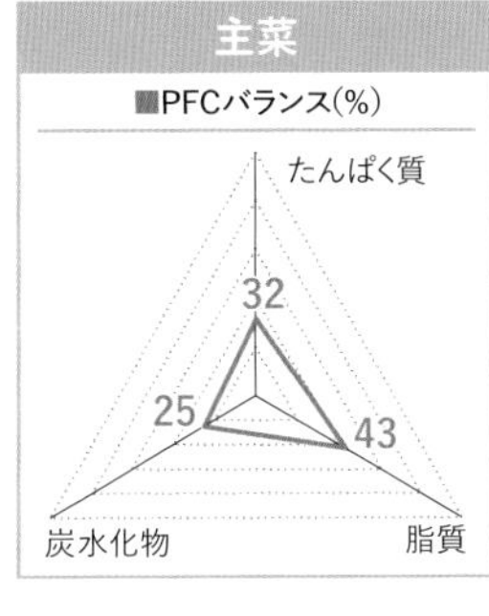

［作り方］

1 **【圧力鍋の場合】**すね肉，水，ニンニク，生姜を入れ，蓋をして中火にし，圧力がかかり始めたら火を弱めて15分，その後火を止め，蓋は外さず15分放置，その後ピンを外して圧を抜き，蓋を外す（ご自宅の圧力鍋の使用方法を確認のうえ，減圧してください）．

【鍋の場合】すね肉，水，ニンニク，生姜を入れ，蓋をして水から弱火で1時間ほど煮込む．

2 1cm角に切ったニンジンを入れ煮る．ニンジンが柔らかくなったら赤ピューレ，しょうゆ，ミックスビーンズ，キヌアを入れ，少し煮詰めたら完成．

3 皿に盛り，Aを盛り合わせて混ぜながら食べる．

緑 グリーンキッシュ

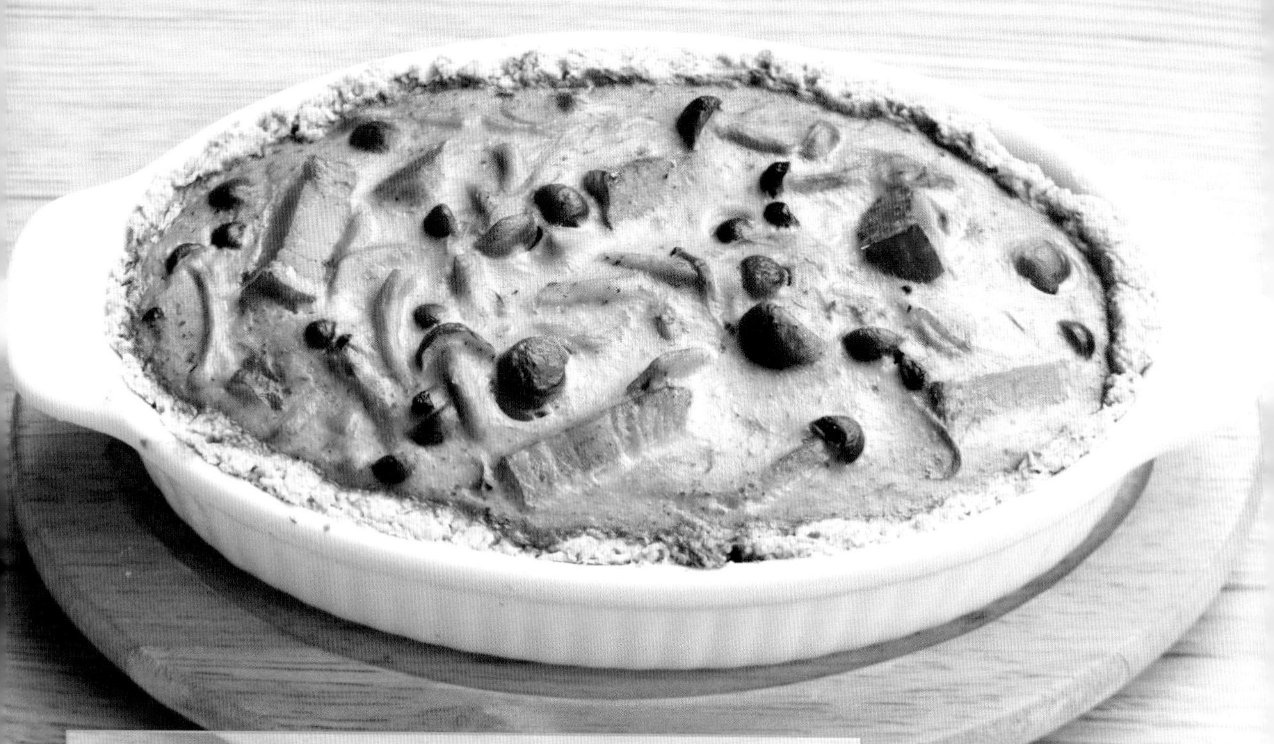

[材料：2人分]

オートミール…60g　豆乳…60mL
シメジ…50g　玉ねぎ…50g
ベーコン…30g　オリーブ油…5g

Ⓐ グリーンキッシュソース
（下記混ぜ合わせておく）
緑ピューレ…100g
卵…1個　豆乳…30mL

主菜

■PFCバランス(%)

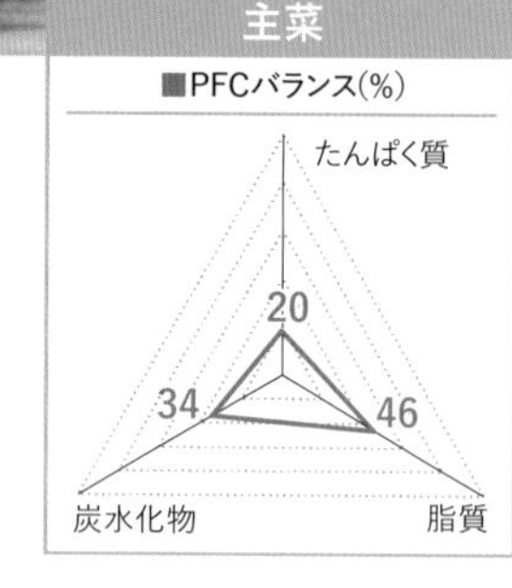

[作り方]

1 ボウルにオートミールと豆乳を入れ練り合わせる.

2 グラタン皿などの耐熱容器にオリーブ油を薄く塗り，1の生地を薄く延ばして敷く．このとき，手を水で濡らしながら延ばしていく.

3 2の生地のみを220°Cのオーブンで20分ほど焼く.

4 フライパンにベーコンを入れ火にかけ，脂が出てきたら玉ねぎを入れ，玉ねぎに火が通ったらシメジを入れて炒める.

5 Ⓐと4をあわせて3に流し込み，220°Cのオーブンで20分ほど焼いたら完成.

Point

脂質を控え，栄養素を多くとりたいときに.

栄養解析 (グラフは充足率・%)

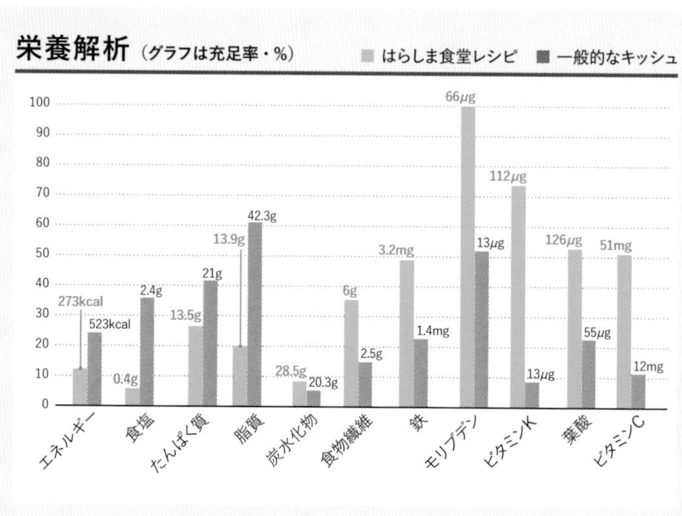

自分にあった食生活の提案

黄 ほうとう風うどん

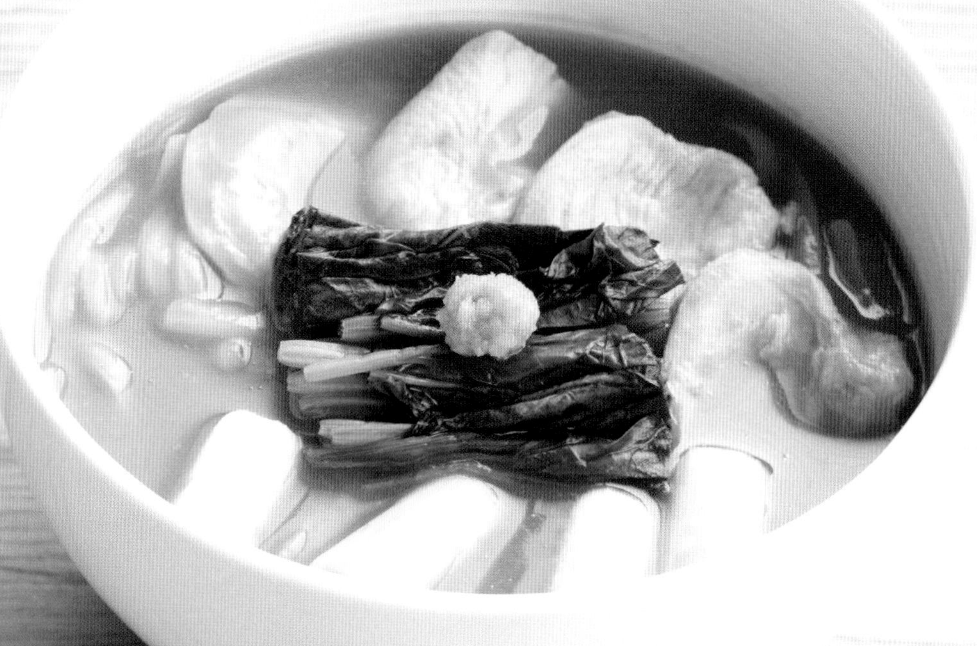

［材料：1人分］

黄ピューレ…200g　**味噌**…10g　**すりおろし生姜**…少々
ネギ…1/2本(50g)　**鶏胸肉**…60g　**ゆでうどん**(冷凍も可)…1玉(200g)
ゆでホウレン草…30g　**水**…100mL

主菜

■PFCバランス(%)

たんぱく質 23
脂質 7
炭水化物 70

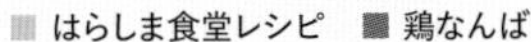

Point

脂質を控え，たんぱく質をとりたいときに．

［作り方］

1 鍋に一口大に切った鶏肉，水を入れ，弱火でゆっくり煮立たせていく．

2 鶏肉に火が通ったら，黄ピューレ，味噌，生姜を加える．

3 沸騰したら，ゆでうどん(冷凍なら解凍した状態)を入れ，混ぜ合わせる．

4 2cm位に切りそろえたネギを入れ，少し火を加えたら，器に入れ，ホウレン草と生姜を盛りつけたらできあがり．

栄養解析（グラフは充足率・%）　■はらしま食堂レシピ　■鶏なんば

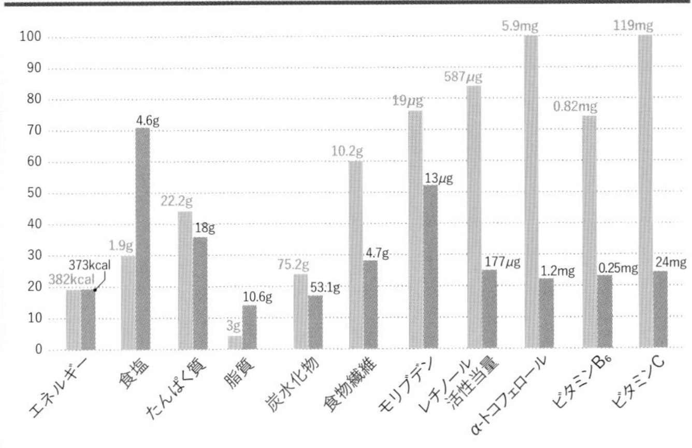

赤 ガスパチョ

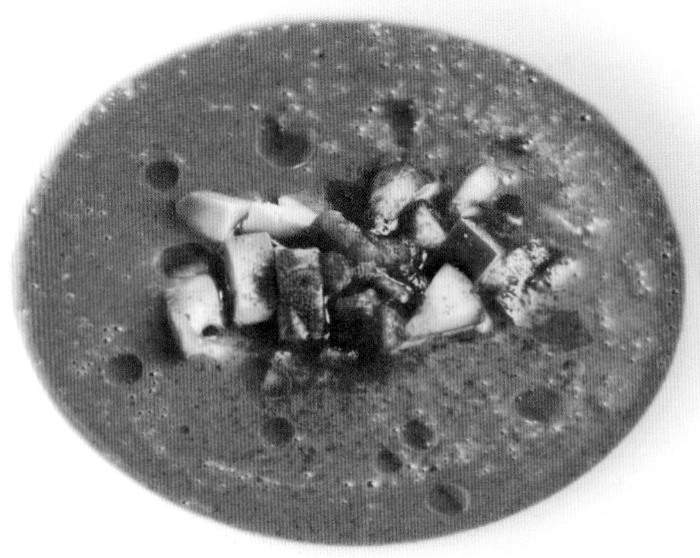

［材料：2人分］

赤ピューレ…200g
豆乳…100mL
アボカド…40g(1/4個)
きゅうり…30g(1/3本)
蒸し麦…30g
すりおろしニンニク…5g
レモン汁…10g
亜麻仁油…2g
カイエンペッパー…少々
乾燥ディル…少々

［作り方］

1 赤ピューレに蒸し麦，すりおろしニンニク，カイエンペッパー，豆乳，レモン汁を加え，よく混ぜ，冷蔵庫でよく冷やす．

2 器に盛り，1cm角ほどに切りそろえたアボカド，きゅうりをのせ，亜麻仁油をかけ，乾燥ディルとカイエンペッパーをふりかけたら完成．

Point

脂質が多いながらもn-3系多価不飽和脂肪酸の含有量が多いため，脂質異常症や動脈硬化症，心疾患が気になっている方におすすめです．

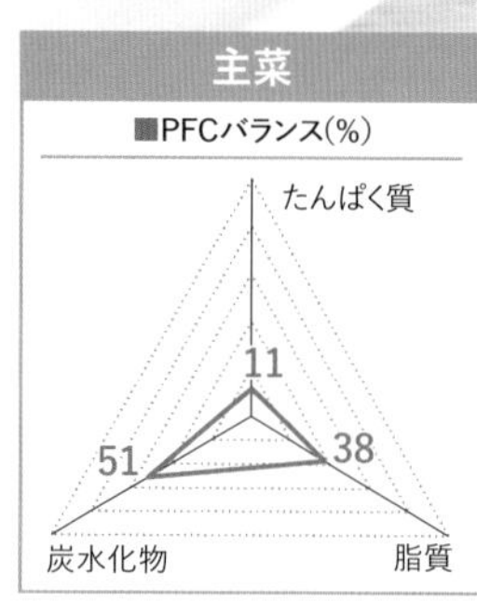

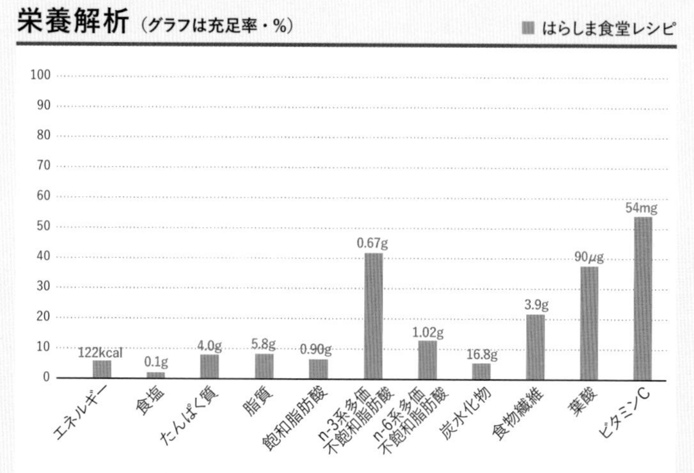

おかずスープいろいろ

緑 あさりスープ

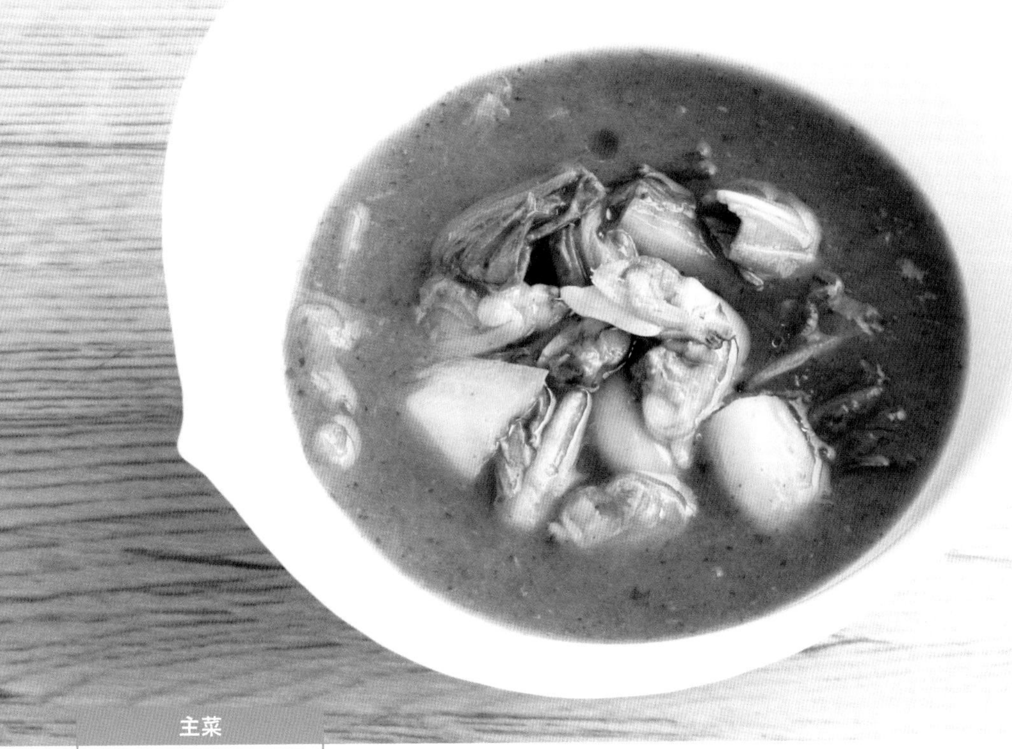

主菜

■PFCバランス(%)

たんぱく質 31
脂質 26
炭水化物 43

Point

ビタミン，ミネラルが豊富に含まれた健康スープです．いつもの献立に，カロリーが少なく栄養価も高い一品を加えたいときにおすすめです．

栄養解析（グラフは充足率・%）

■ はらしま食堂レシピ

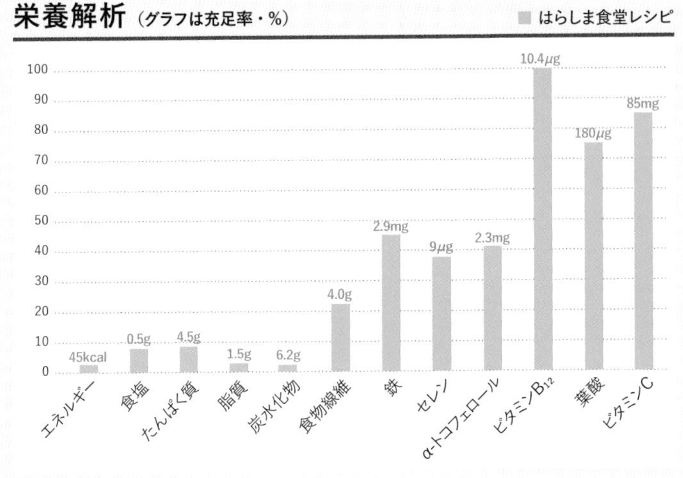

［材料：2人分］

緑ピューレ…150g

あさり(缶詰でも可)…100g

青梗菜(チンゲンサイ)…1束(180g)

ゴマ油…2g

水…100mL

［作り方］

1. 鍋に緑ピューレと水を加え，あさりを入れたら蓋をして蒸し，あさりが開いたら火を止める．
2. あさりの殻を取り(缶詰を使用した場合は汁ごと入れる)，ざく切りにした青梗菜を加え，ひと煮立ちしたら器に入れ，ゴマ油をかけたらできあがり．

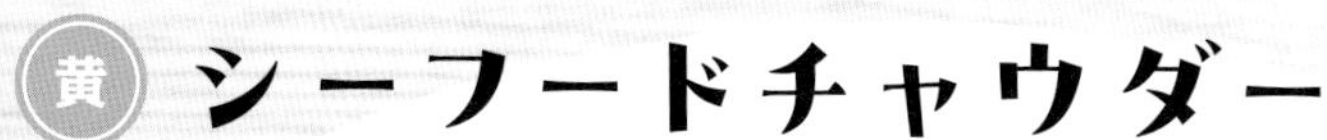

黄 シーフードチャウダー

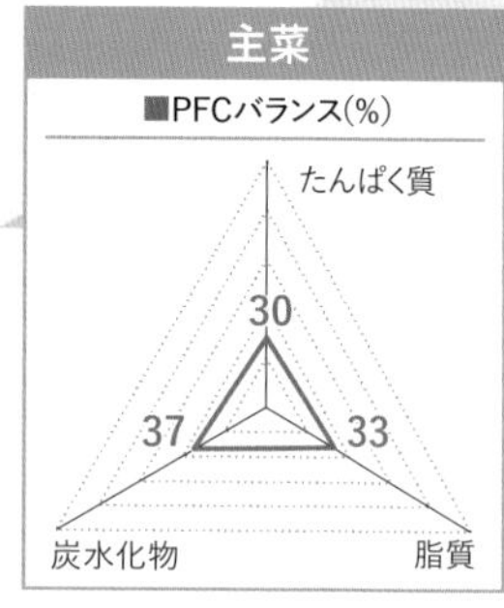

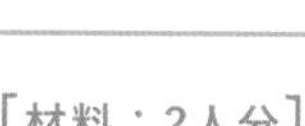

[材料：2人分]

黄ピューレ…150g
冷凍シーフードミックス…100g
豆乳(牛乳でも可)…80mL
有塩バター…10g
パセリ…少々

Point

脂質と糖質が少なく，たんぱく質が比較的多く，栄養価も高いため，ダイエット中の方におすすめです．

[作り方]

1 温めた鍋にバターを入れ，流水にて解凍したシーフードミックスを炒める．シーフードミックスから出た水分が半分以下になったら，黄ピューレと豆乳を入れ，ひと煮立ちしたらできあがり．皿に盛り，彩りでパセリをふる．

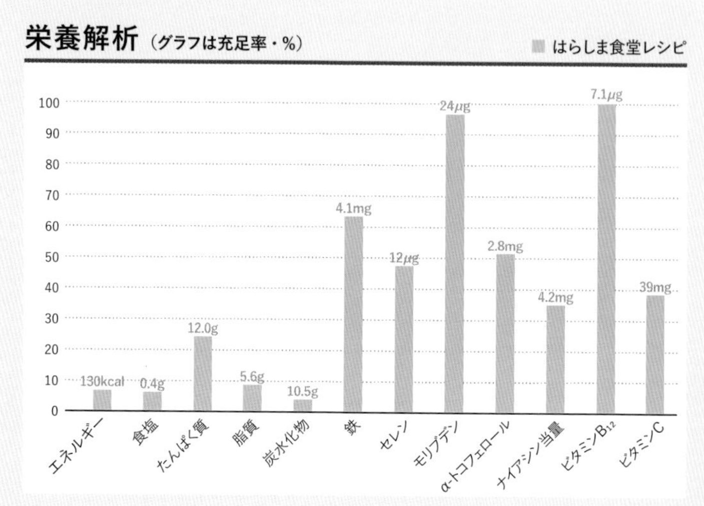

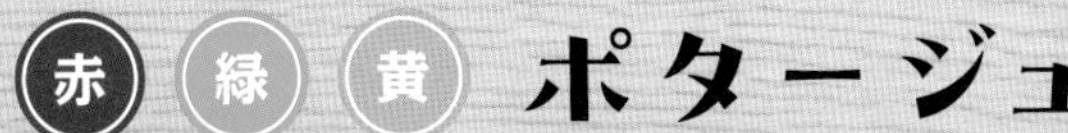

赤 緑 黄 ポタージュ

いつものトーストとコーヒーだけでなく，このポタージュを一緒に食べると簡単に野菜不足を解消できます．インスタントスープからの置き換えもおすすめです．

［材料：2人分（1人分150g）］

緑ピューレ…200g
豆乳(牛乳でも可)…100mL
山椒…少々

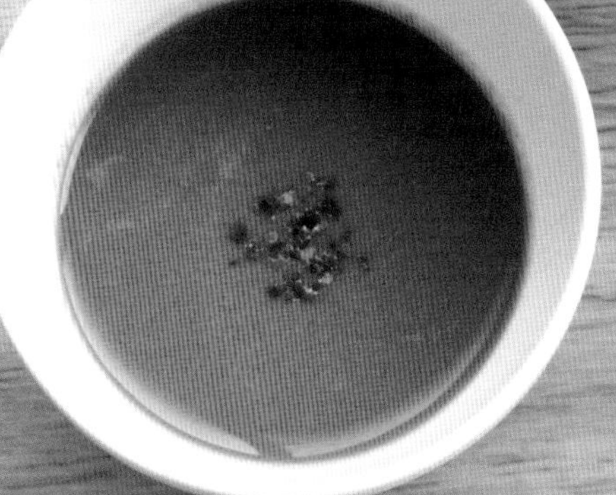

［材料：2人分（1人分150g）］

赤ピューレ…200g
豆乳(牛乳でも可)…100mL
辛味スパイス(チリペッパーや刻んだ唐辛子など)…少々

［材料：2人分（1人分150g）］

黄ピューレ…200g
豆乳(牛乳でも可)…100mL
カレー粉または粉チーズ…少々

［作り方］

ピューレと豆乳（牛乳でも可）を加えてよく混ぜます．器に注いだあとにトッピングをそえてください．分量はお好みで調整してください．

茶汁・ポタージュともに，お茶や豆乳などの分量は，お好みで調整してください．

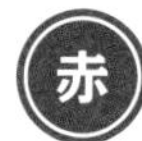

茶汁

茶汁は伝統の100年フードにも認定されており，具材と味噌にほうじ茶を注いでつくる京都の郷土料理です．
はらしま食堂では，野菜ピューレを用いてそのまま飲めるように，お味噌とお茶を組み合わせてアレンジしました！通常の茶汁よりもあえて塩分多めにしています．他の野菜ピューレを使ったメニューとの相性がよく，また脱水予防や胃腸炎後の食事開始メニューとしてもおすすめです．

［材料：2人分（1人分120g）］

赤

赤ピューレ…100g
赤味噌…15g
ジャスミン茶…125mL

緑

緑ピューレ…100g
白味噌…30g
ほうじ茶…110mL

黄

黄ピューレ…100g
麦味噌…20g
麦茶…120mL

［作り方］

ピューレを温め，他の材料を加えてよく混ぜます．分量はお好みで調整してください．

Point

緑は爽やかで，香ばしい味わい．疲労回復，ストレス解消に有用です．

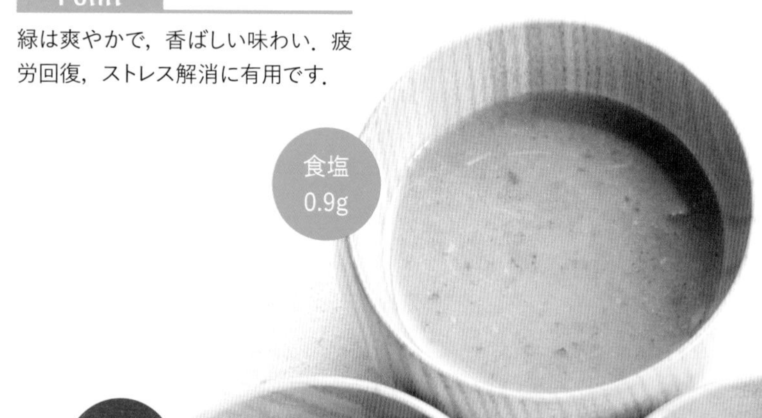

食塩 0.9g

食塩 1.0g

食塩 1.1g

Point

赤はすっきり，きりっとした味わい．動脈硬化の予防や便秘解消に有用．ジャスミンの香りで気分転換したいときにも役立ちます．

Point

黄はなつかしい味わい．カフェインフリーで，栄養価も高く整腸作用があり，消化促進にも役立ちます．

ドレッシング

野菜もとれるドレッシングの提案！

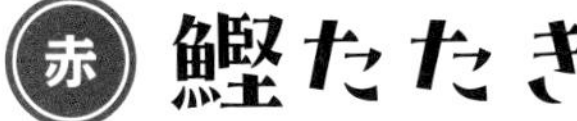

赤 鰹たたき

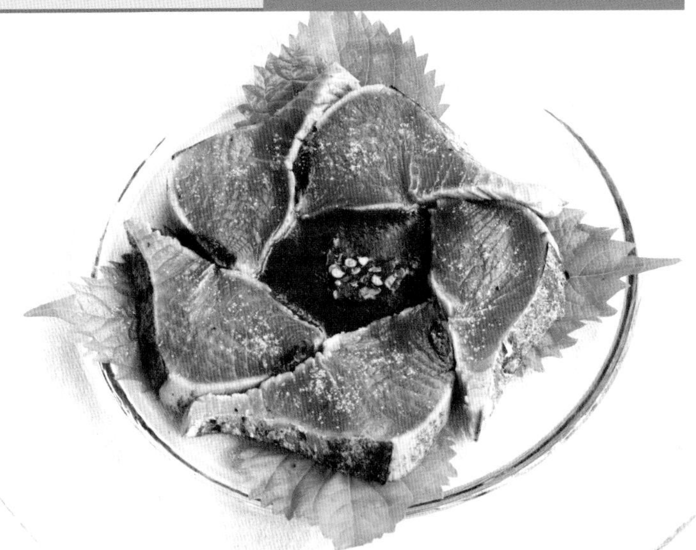

［材料］

ドレッシング・ソース

赤ピューレ…30g
亜麻仁油…1g
バルサミコ酢…小さじ1
しょうゆ…小さじ2

緑 白身&サーモンのカルパッチョ

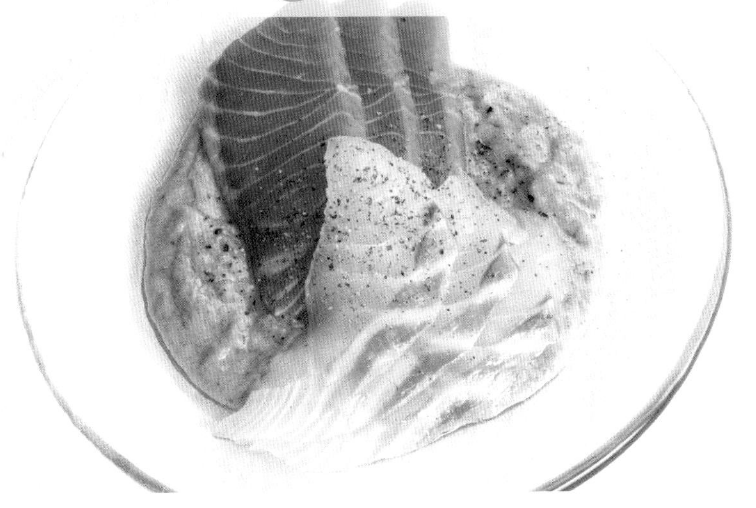

［材料］

ドレッシング・ソース

緑ピューレ…30g
オリーブ油…10g
味噌…20g

黄 ホタテのカルパッチョ

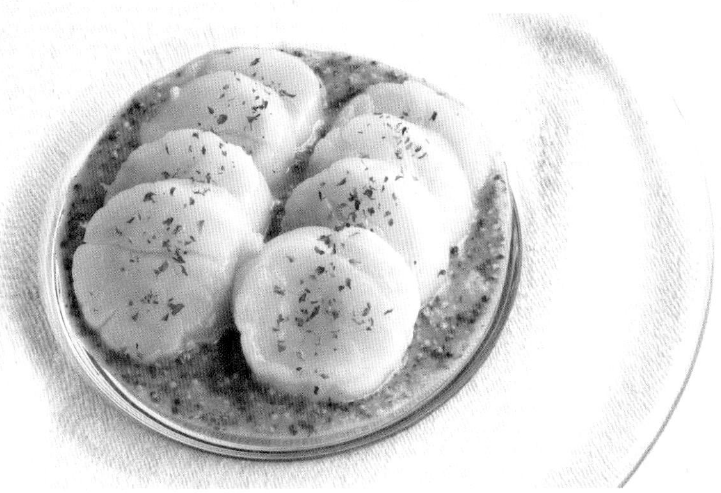

［材料］

ドレッシング・ソース

黄ピューレ…30g
ゴマ油…10g
マスタード…30g
ハチミツ…3g

野菜もとれる「食べるタレ」!

赤 緑 黄 餃子&焼き肉のタレ

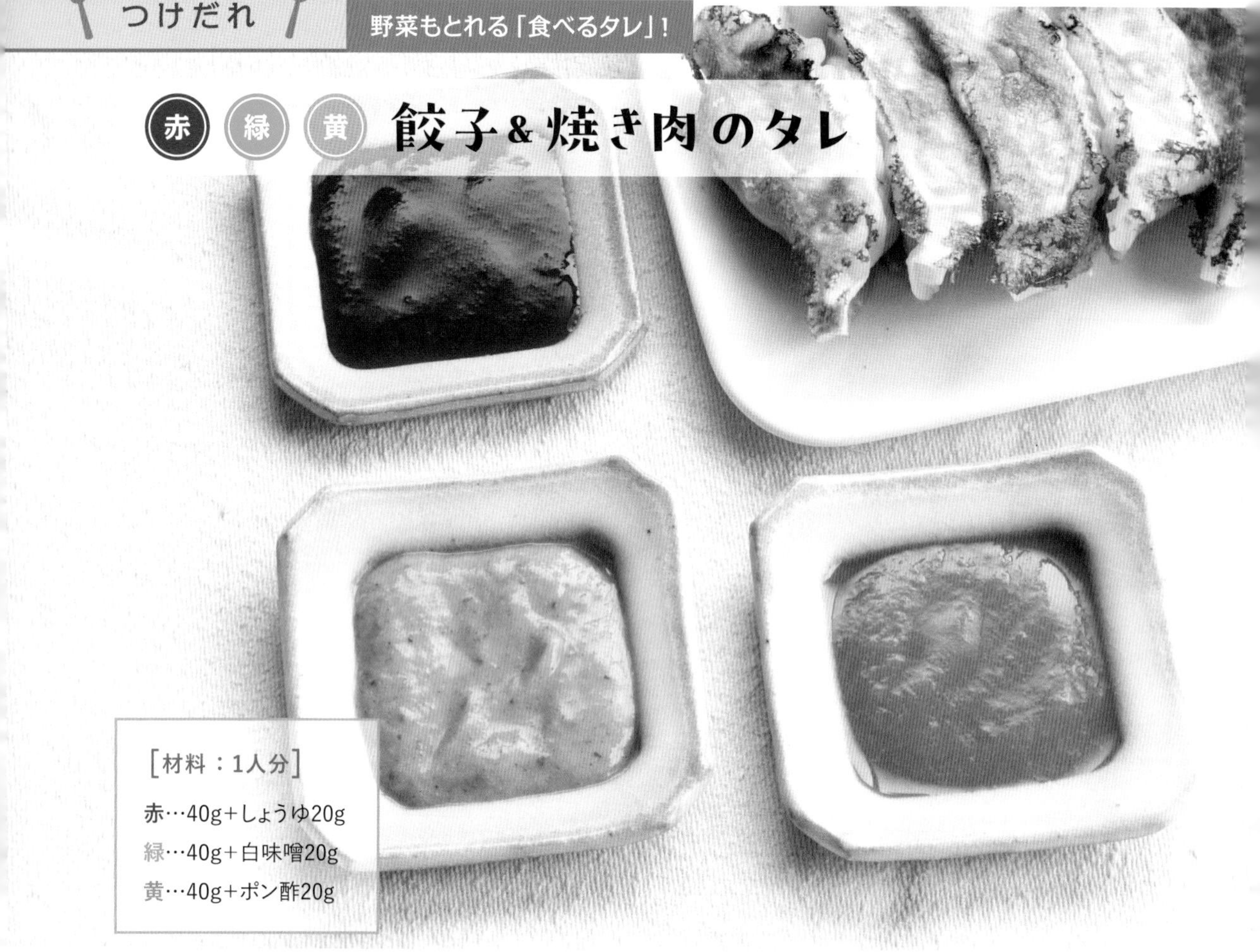

［材料：1人分］

赤…40g+しょうゆ20g
緑…40g+白味噌20g
黄…40g+ポン酢20g

赤 緑 黄 そうめんつけだれ3種

［材料：1人分］

そうめんのつけだれはピューレのみ．お好みで少量の水を加えたり，市販のめんつゆを少々加えたりしても美味しいです．

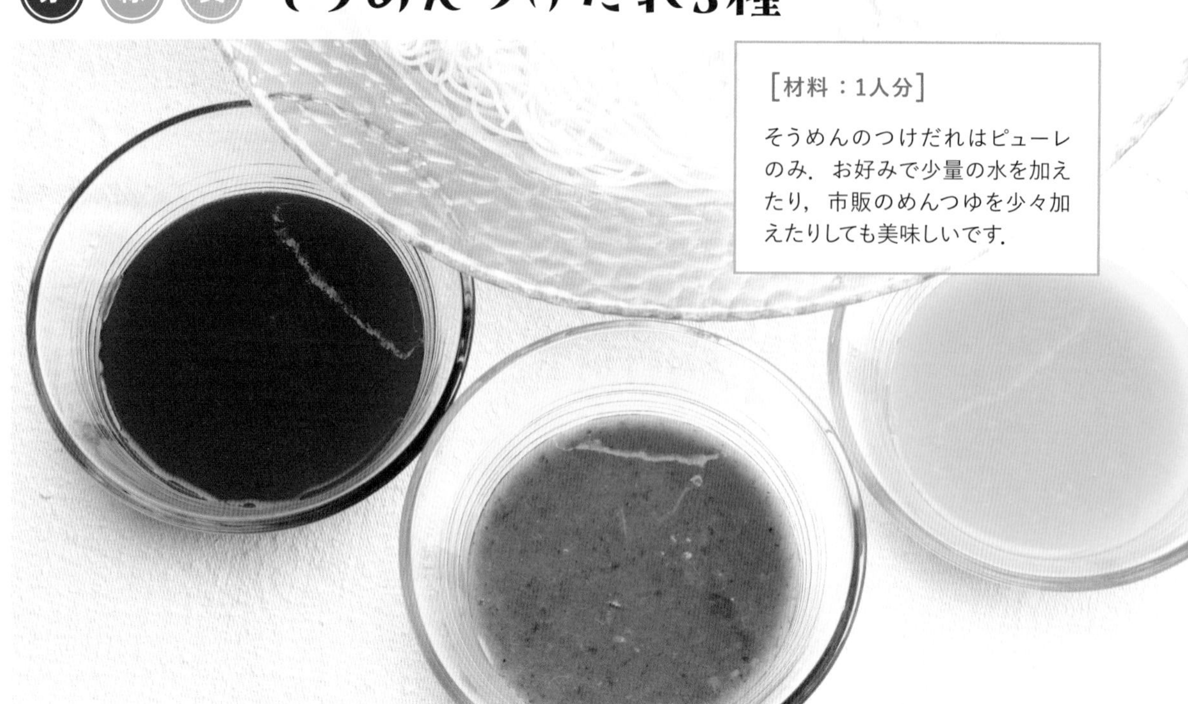

デザート　おやつにおいしく野菜をプラス！

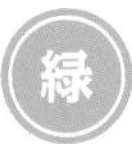

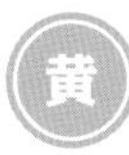

のピューレを使ったパンケーキ

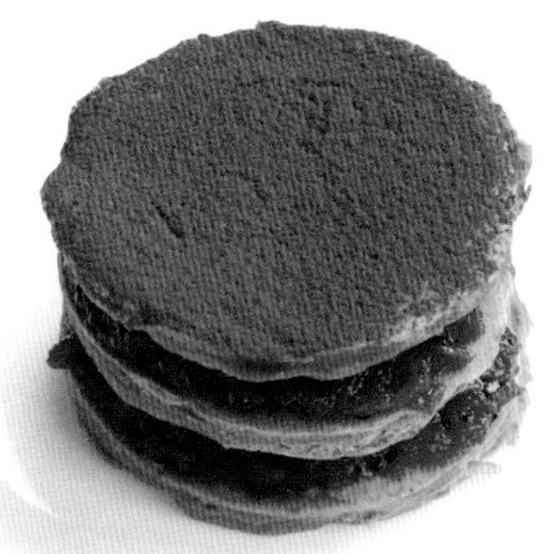

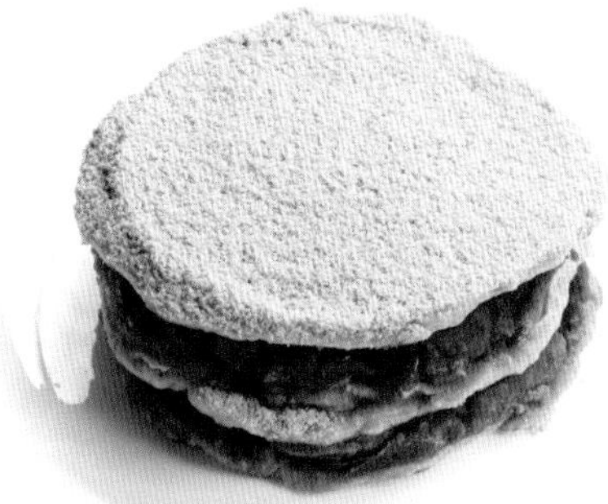

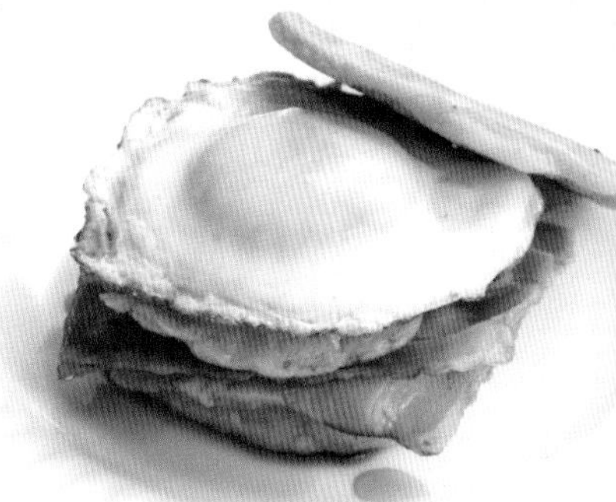

［作り方：赤］

パンケーキ3枚の間にジャム（パッションフルーツ，イチゴ，ラズベリーなど）40gを挟んで，上面にココア5gをふる．

［作り方：緑］

パンケーキ3枚の間に粒あん50gを挟んで，上面にきなこ5gをふる．

［作り方：黄］

パンケーキ3枚を焼いておく．パンケーキ2枚の間にベーコン超薄切りを3枚オリーブオイルで焼いて挟む．その上に目玉焼きを乗せ，さらにパンケーキを1枚乗せる．上面にメープルシロップ3gをかける．

［材料：パンケーキ5枚分］ ★ピューレ以外，共通

パンケーキ粉（市販のパンケーキミックス）…150g

生卵…1個　**ピューレ**…100g（赤，緑，または黄）

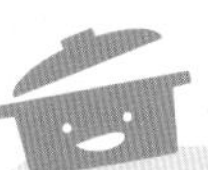

市販のパンケーキ粉を利用すればお手軽につくれます．甘くないお食事パンケーキも美味しいです．

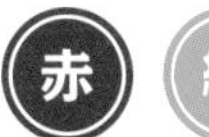

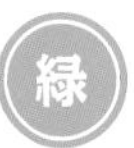

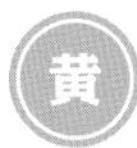

アイスクリーム

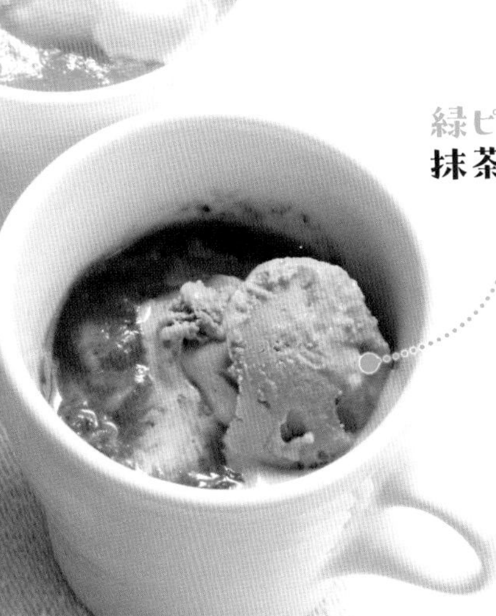

赤ピューレ＆
チョコレート
アイスクリーム

黄ピューレ＆
バニラアイスクリーム

緑ピューレ＆
抹茶アイスクリーム

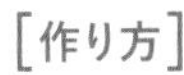

［作り方］

アイスクリーム100gにピューレ20gをかけます．

ちょい足ししてみる

レトルトやインスタント食品にも手軽に野菜をプラス!

ラーメン ~袋麺のアレンジ~

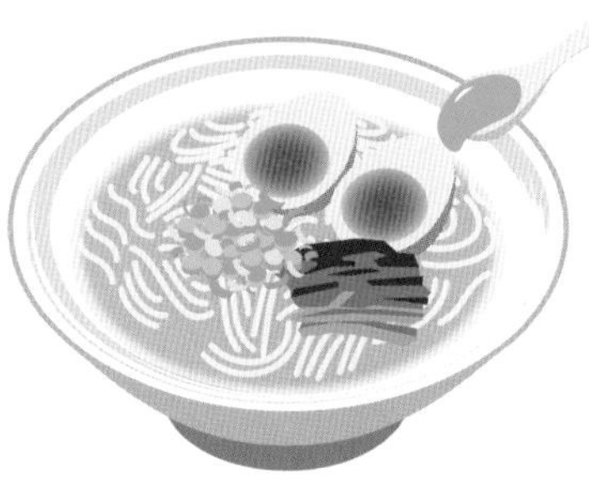

［作り方］

1 袋麺の作り方に書いてある量より，水を20mLくらい減らしてラーメンをゆでる
2 ゆで時間が終了する前にお好みの野菜ピューレを20gくらい追加
3 調味料を1/3から1/2くらい入れて味を整える

ピューレのうま味で調味料を減らしても美味しく減塩になります．
ピューレの量はお好みで．たくさん入れても美味しいです．

recipe 2

市販のミートソースに＋ピューレ

［作り方］

1 パスタをゆでる
2 市販のパスタソースを温めてかける
3 さらに，お好みのピューレをプラス!

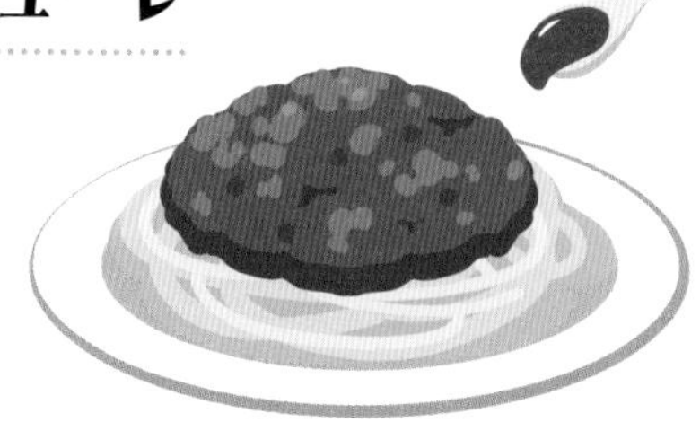

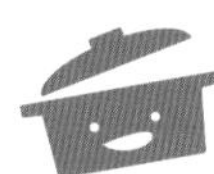

お手軽に野菜不足を解消！ 赤のミートソースにプラス赤ピューレでもよいですし，
プラス黄ピューレまたは緑ピューレにすると彩りもきれいになります!

recipe 3

レトルトカレーにも

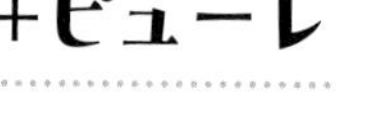

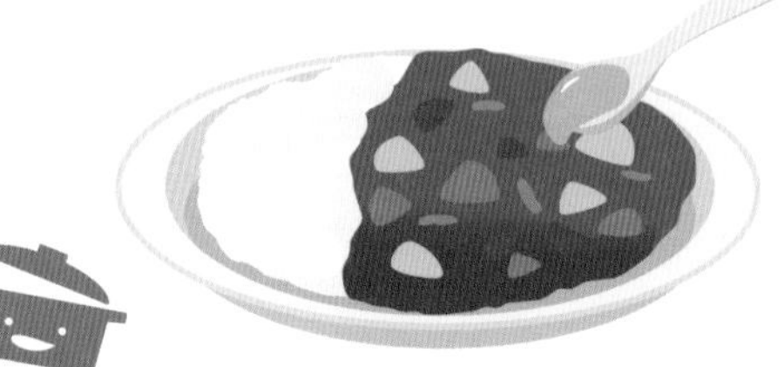

［作り方］

1 ご飯にレトルトカレーをかける
2 温めたお好みのピューレをプラス!

ピューレでまろやかになり，野菜不足を解消します!

冷凍パスタ+お好みのピューレ

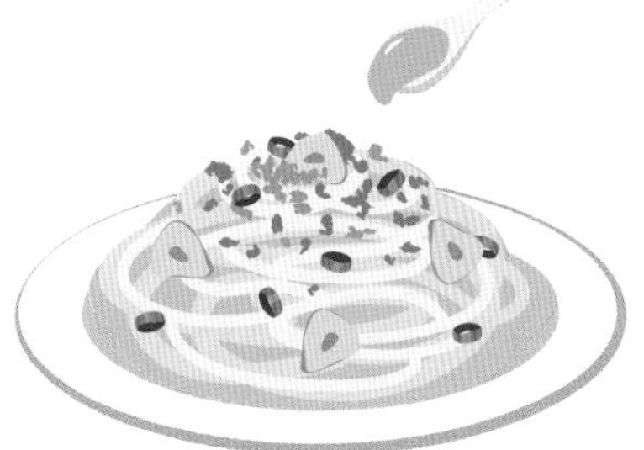

[作り方]　冷凍パスタを表示どおりにつくって，
温めたピューレとあえるだけ

ペペロンチーノに黄ピューレは甘味と
コクがプラスされて美味しいです．
ピューレはたっぷり混ぜた方が good!

recipe
5

乾燥スープ+お好みのピューレ

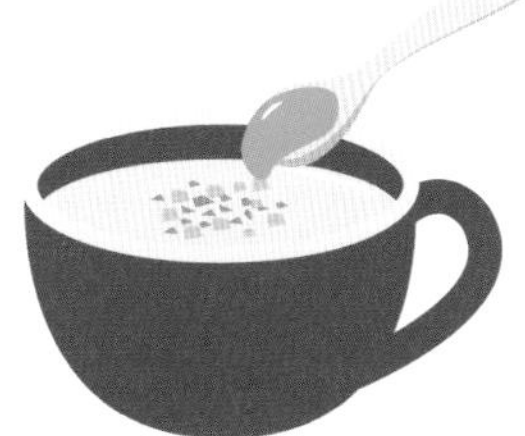

[作り方]　コーンスープなどお好みのスープにお湯を少なめに加え，
ピューレをお好みの量で追加して電子レンジで少し温めます．

ピューレのうまみがプラスされ，コクが増して美味しくなります!

memo

編著者紹介

原島 伸一（はらしま しんいち）医学博士

御所南はらしまクリニック・院長

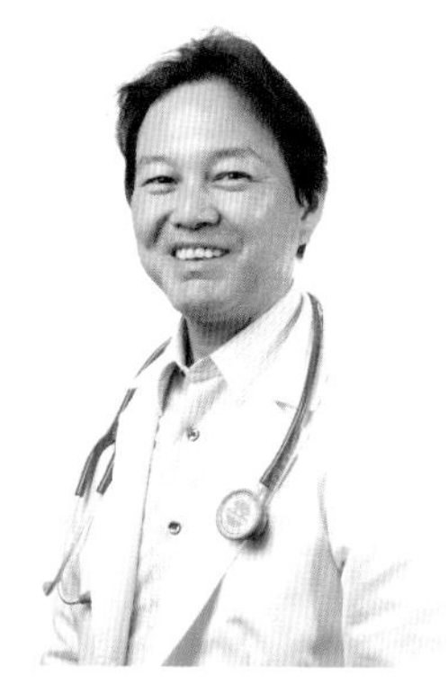

【学歴・研究歴】

1994年3月　九州大学医学部卒業
1996年4月　九州大学大学院医学研究院病態修復内科学 入学
1996年6月　岡山大学大学院医歯学総合研究科病態制御学 国内留学
2000年3月　九州大学大学院医学研究科病態修復内科学卒業 医学博士
2001年8月　米国国立衛生研究所特別研究員

【職歴】

1994年4月　九州大学医学部附属病院 第一内科 入局
1994年6月　早良病院（現・福岡ハートネット病院）内科 医員
1994年11月　地域医療機能推進機構 湯布院病院 医員
2000年4月　朝倉医師会病院 医員
2000年5月　宗像医師会病院 医員
2005年8月　原土井病院 健康増進部部長，臨床研究部医長
2006年11月　サノフィ株式会社 メディカルアフェアズ本部 メディカルディレクター
2007年12月　京都大学医学部附属病院 糖尿病・栄養内科 産学官連携講師
2008年4月　同上 特定講師
2013年6月　京都大学大学院医学研究科 糖尿病・内分泌・栄養内科学 講師
2018年4月　滋賀刑務所 医務課長
京都大学大学院医学研究科 人間健康科学系専攻 非常勤講師・客員研究員 兼務
2018年11月　御所南はらしまクリニック・院長 同上（京都大学非常勤講師・客員研究員）兼務
2022年5月　市立長浜病院ヘルスケア研究センター研究部 客員研究員 兼務
2022年7月　京都医療センター臨床研究企画運営部 客員研究員 兼務
2023年5月　香川大学医学部 客員研究員 兼務

【所属学会等】

日本内科学会（総合内科専門医），日本糖尿病学会（専門医・研修指導医・学術評議員）
日本糖尿病・妊娠学会（理事・評議員）
京都糖尿病医会（理事），京都腎臓医会（理事）
京都府糖尿病対策推進事業委員会委員，京都市糖尿病重症化予防地域戦略会議委員

原島 知恵（はらしま ちえ）
御所南はらしまクリニック・副院長

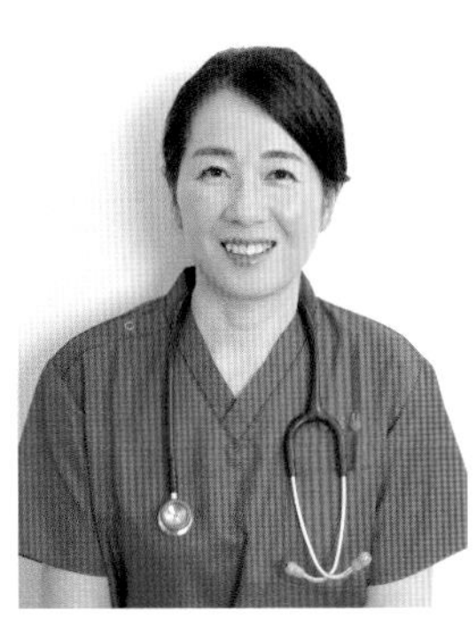

【略歴】

1994年 長崎大学医学部医学科卒業
九州大学医学部小児科学教室入局
1994年 九州大学医学部附属病院小児科
1995年 福岡市立こども病院・感染症センター，九州大学医学部附属病院小児科
1996年 福岡赤十字病院 小児科
1997年 北九州市立医療センター 小児科
1998年 鳥取大学医学部附属病院 脳神経小児科
1999年 九州大学医学部附属病院 小児科
2000年 福岡市立こども病院・感染症センター 小児神経科
2002年 Uniformed Services University of the Health Sciences (USUHS)
2005年 国家公務員共済組合連合会千早病院
2007年 独立行政法人国立病院機構福岡病院
2013年 日本バプテスト連盟医療団日本バプテスト病院 小児科
2018年 御所南はらしまクリニック・副院長，日本バプテスト病院 小児科非常勤

【所属学会】

日本小児科学会専門医
日本小児神経学会専門医
日本重症心身障害学会
日本てんかん学会

京都御所南はらしま食堂
医師・栄養士・菜食研究家が考えた
野菜ピューレでつくる低塩・高栄養のおいしいレシピ

2024年 5月15日 1版1刷 ©2024

編著者
原島伸一（はらしましんいち） 原島知恵（はらしまちえ）

発行者
株式会社 南山堂 代表者 鈴木幹太
〒113-0034 東京都文京区湯島 4-1-11
TEL 代表 03-5689-7850 www.nanzando.com

ISBN 978-4-525-26061-3